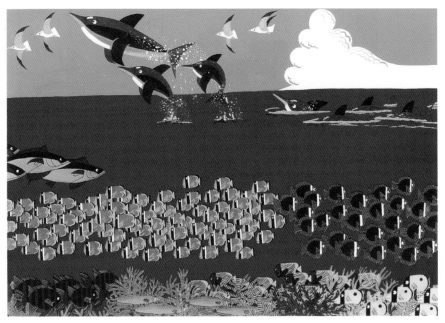

口絵① 　　　　　　　　　　泳ぐ 　久保貴寛

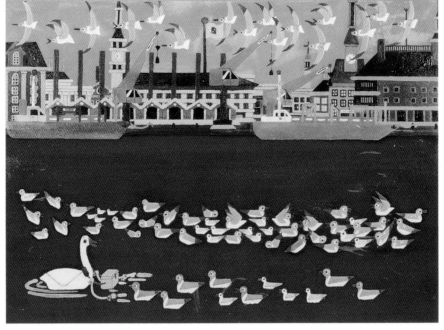

口絵② 　　　　　　　　　　工場の絵 　久保貴寛

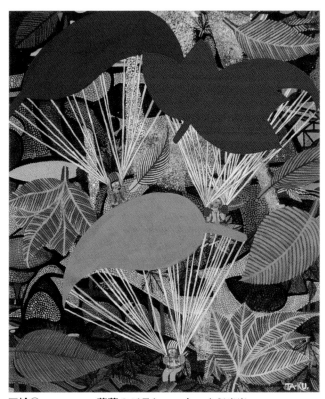

口絵③　　　　　　落葉のパラシュート　久保貴寛

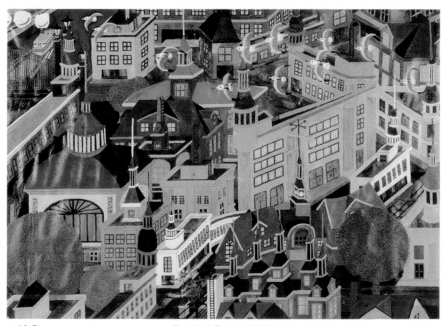

口絵④　　　　　　港のある街　久保貴寛

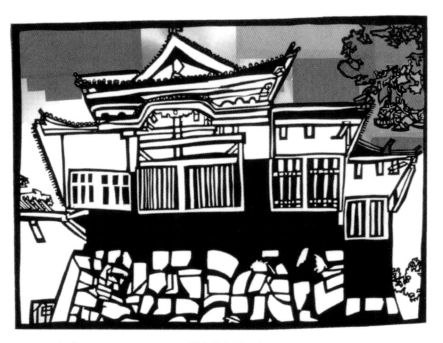

口絵⑤ 　　　　　　　備中松山城　鈴木伸明

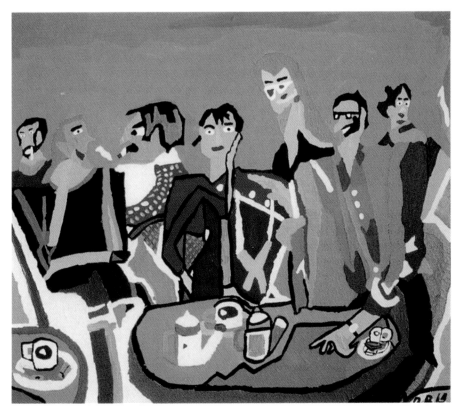

口絵⑥　　　　　　　　おしゃべり　鈴木伸明

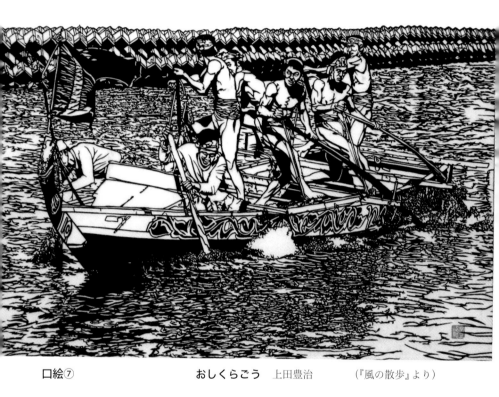

口絵⑦　　　　　　　　おしくらごう　上田豊治　　　　（『風の散歩』より）

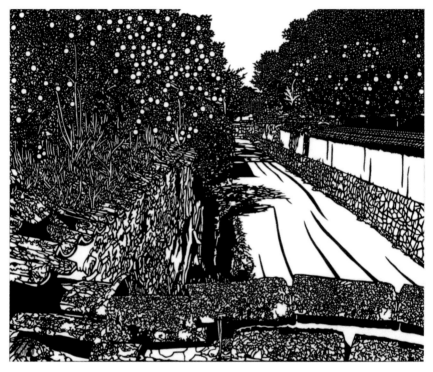

口絵⑧　　　　　　夏みかんと土塀　上田豊治　　　（『風の散歩』より）

日本自閉症スペクトラム学会20周年記念誌

# 新たな未来へ

## 2021

日本自閉症スペクトラム学会

東信堂

## 日本自閉症スペクトラム学会 20 周年に際して

日本自閉症スペクトラム学会会長　市川宏伸

　日本自閉症スペクトラム学会が 20 周年を迎えることになった。教育現場でも、自閉症大好き先生がいるように、福祉でも医療でも自閉症に魅せられる人々がいる。自閉症に魅せられるのは、自閉症児者が持っている「真っ正直さ」、「純粋さ」などに魅せられるからではないか、と思う。

　中根晃、太田昌孝先生（医療）、野村東助先生（心理）、高橋晃、寺山千代子先生（教育）、須田初枝先生（福祉）が発起人になり、1999（平成 11）年頃から会員の募集が始まった。事務室は植草短期大学の寺山研究室に置かれ、その後武蔵野東学園武蔵野東教育センターに移転し、その後船橋の寺山先生所有の民家に置かれた。中根先生の発案で「自閉症スペクトル教育研究会」と決まった。会員の約 7 割は教員であった。福祉でも自閉症を中心に取り上げる研究会・学会はほとんどなく、会員の増加が期待された。

　2000（平成 12）年 11 月 1 日に会報が発刊され、「自閉症スペクトル教育研究会会報」とされた。2001（平成 13）年 3 月 4 日に自閉症スペクトル障害教育研究会総会が新宿区立戸塚第二小学校で開催された。教育、心理、医療、福祉、保護者などの関係者 41 名が集まり、「日本自閉症スペクトラム教育研究会」とされた。会長は中根晃氏、副会長には野村東助氏が選出された。2002（平成 14）年 3 月 30 日、武蔵野東学園で総会が開かれ、「日本自閉症スペクトラム学会」とすることになり、学際的研究団体として発足することとなった。夏季研修会が函館で開催され、佐々木正美・中根晃先生の講演、おしまコロニーの見学などが行われた。

　第 1 回研究大会は武蔵野東学園で開催され、児玉安司先生（法律）の特別講演、白瀧貞昭先生（医療）、神尾陽子先生（医療）、高木徳子先生（心理）などのシンポジウムが開かれた。その後、第 2 回も武蔵野東学園、第 3

回は文教大学、第4回は白百合女子大学で開催された。研究大会は毎年開かれ、2019（令和元）年は明治学院大学で開催された。2020（令和2）年は京都女子大を予定していたが、新型コロナの蔓延のため中止となり、12月に「新型コロナと発達障害」の講演をオンラインで行った。令和3年もコロナについては不明のため、夏にオンラインで研究大会を行う予定になっている。

　この学会としての資格認定制度が導入されたことも忘れてはならない。2004（平成16）年1月31日に第1回資格認定委員会が開催され、委員の間で資格認定制度の内容が検討された。自閉症スペクトラム支援士は、学会員であり、資格申請要件を満たし、6領域（医療、福祉、アセスメント、教育、心理、関連）から、一定のポイントを取り、一定の実践歴を有すことが必要である。様々な分野の方が資格を取れるように、いくつかの領域を用意してある。スタンダード、アドバンスト、エキスパートの3段階に分かれており、資格によっては講座後の試験や面接が用意されている。詳細については、学会のホーム・ページからみられる。学生などには、ASサポーターが用意されている。

　現在は全国に支部を設けており、支部ごとに講座を開催している。現在、北海道、東北、北陸、関東甲信越、東海、近畿、中国、九州などに支部が作られている。

　また厚生労働省と日本自閉症協会が主催している、世界自閉症啓発デー・シンポジウムに協力団体として参加している。他にも、日本発達障害ネットワーク、日本心理学諸学会連合に参加し、日本自閉症協会、全日本自閉症者支援協会と連携をとっている。参加者も全体として3000人に近く、全国組織として活動している。

　今後も自閉症を支援する方々と一緒になって、自閉症児者にとってより良い社会を作っていくことを目指したい。

## 20周年に寄せて　ローナ・ウイング物語

日本自閉症スペクトラム学会第1回副会長　野村東助
東京学芸大学名誉教授

　この学会の発足時、大綱が決まって、さて名前をどうしようか、ということになりました。一瞬間をおいて、神尾さんが口を開きました。「自閉症スペクトラム学会」はいかが？即座に私は賛成し、異論はなく、決まりました。

　スペクトラムという概念は、ローナ・ウイングがすでに80年代から唱えて来たもので、異なるところがあっても通底する基本を共有していれば、これらは同じ仲間と見做せるという一種の判断基準でした。そして当時、英語圏の国々で燻っていたアスペルガー症候群と自閉症を巡っての異同論議に対して、両者を総合して「自閉症スペクトラム」はどうかと、一石を投じたのでした。

　もちろんこれはあの、キャンバウエル地区の壮大な疫学研究を踏まえてのことです。ついでながらこの中には、次のようなこぼれ話があります。「何人かのカナーのグループで能力の高い人は、年月が経つと、社会的相互作用を含めてアスペルガー症候群の特徴を発達させ、成人期にはその人々との区別がつかなくなることがあります」。

　二つの症候群が年月を介して互いに溶け合うこともあるという事実は、両者の繋がり強さと、発達障害は「変わらないけど変わる」ものでもあるという認識と、併せて縦断的追跡研究の重要性を、知らされるものです。

　くどいようですが、敢えてウイングの言葉をもう一つ。「例え一つにまとめられても、アスペルガー症候群の名は何らかの形で残したいです。これが独立した存在であることを示す事実が、将来見つからないとはいえないでしょう。スペクトラムがそのための研究の妨げにならないように」。

　当たり前のことだけど格好いいですね！

　ついでにもう一つ、格好良さをご紹介します。

　それは、「三つ組み」の筆頭である対人的相互反応の異常そのものも、多様な表れ方をするとして挙げている、三つのタイプ「孤立型」「受動型」「能動・奇異型」です。それぞれのタイプに特徴的な具体的行動も参考までに載っているので使い易いです。事例を理解するのに、まずはここから入っていけば、後の情報が治まり易いのです。

　気が付きました！　冒頭、神尾さんの言に即座に反応したのは、私がローナウイングのファンだったからだ、と。

　おあとがよろしいようで、に、なりましたが、これまでのよしみで、楽屋裏での話にもちょっと、お耳を貸してください。

　米・英など、英語圏の国々では、カナーの論文が出された翌年（1944）に刊行されたアスペルガーの「自閉的精神病質」は、カナーの自閉症にとても良く似ているからと言ってウイングがこれを紹介（1980）してくれるまでは、これを知らなかったのです。1990年に自閉的精神病質はアスペルガー症候群として、広汎性発達障害の中にその一類型として組み込まれました。今回の自閉症スペクトラムは平たく言えば広汎性発達障害をそのまま、ただし下位類型を撤廃して、移し替えたともいえます。下位類型は、明快ならばいいが、紛らわしいと反って診断を惑わすので、こうなったのだと思います。

　ここで問題にしたいのは、ウイングによって紹介されるまで、英語圏の国々で、アスペルガーに言及する論文が、30年以上ほとんど出なかったのは何故か、ということです。ウタ・フリスは「黙殺された」と言いましたが、それ以上は何も言いませんでした。

　言わないところに何かある、と、いささか色めきましたが、今ではやはり週刊誌根性がうごめいただけだと納得しています。

　アスペルガー症候群の衝撃は大きく、混乱もありましたが、発達障害という実体が秘めている、その多様性の、縦にも横にも広がる変幻自在さを、私たちに教えてくれました。

## 20周年記念誌に寄せて

国立重度知的障害者総合施設のぞみの園　日詰正文
（前厚生労働省発達障害対策専門官）

　日本自閉症スペクトラム学会が20年の節目を通過されるとのこと、設立から今日まで関わってこられた関係者のみなさまに、労いと感謝とお祝いの気持ちをお伝えさせていただきます。

　自分が思い出を書かせていただくとすれば、厚生労働省の発達障害対策専門官の在任時にお世話になった2つの接点です。

　一つは自閉症スペクトラム支援士の資格認定講座に講師として伺ったことです。暑い夏の時期に京王線仙川の駅を降りて、商店街を下り、日影があって涼しい白百合女子大学まで歩いてたどり着くと、まずは控え室で冷たい麦茶をいただき、寺山千代子先生と四方山話をさせていただくというルーチンのイベントが何回かありました。講義は福祉の制度／施策を紹介していたと思います。受講者の方とも講義終了後に廊下で話し込みましたが、職場で孤軍奮闘している学校の先生、地域でペアレントメンターとして仲間のことを気にかけておられるご家族など、確たる目的と願いをもって参加された方に多くお目にかかり、他の学会や研修会とは迫力が全く違うと感じました。

　もう一つは、世界自閉症啓発デーの実行委員会でタッグを組ませていただいたことです。毎年のシンポジウムの内容を検討する企画委員会という役割がありますが、ここの委員長を寺山先生が長く務められ、今は石坂さんが引き継いで居られます。他にも、長谷川さん、山田さん、平野さん、大久保さんともずっと啓発デーのイベントを組み立てる仲間としてご一緒させていただきました。2010（平成22）年の第2回目のシンポ

ジウムの時から、寺山企画委員長は、町の中の普通のサポーター（八百屋、歯医者、ただのおじさん）、自治体の取り組みの温度差を左右する首長さん、コメンテーターにソルトさんなど当事者の方を登壇させ、縁の下の力持ちに光を当てようという姿勢を貫かれて居られたのはお見事でした。

　他に書くことはもう思いつきませんが、幅広く行われている学会の事業を拝見していると、上記の2つの思い出の印象と基本的には同じで、自閉症スペクトラムの特性がある人やそのご家族、周囲の方々が孤独感を感じないよう、仲間と一緒になって知識と技術とモチベーションを磨き上げる道場が、この学会なのだなと捉えています。今後も古参の会員は後輩のことを思い、若手は志有るベテランの思いを引き継ぎ、さらに会を盛り上げていって下さればと思います。次の20年、楽しみにしています。

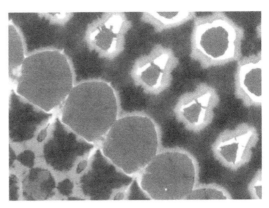

① 　　　　　　　　心の躍動（和紙折染）

---

## これからの学会の役割〜学会と自分の教職経験を振り返って〜

兵庫県教育委員会事務局特別支援教育課
（前文部科学省初等中等教育局特別支援教育課　特別支援教育調査官）　田中裕一

---

　学会設立から 20 周年を迎えますこと、お喜び申し上げます。これだけの大きな団体を長く継続させる、ということは、非常に大変なご苦労があったと想像します。これからの未来に向けて、学会のますますのご発展をお祈り致します。

　また、2014（平成 26）年度から 6 年間、文部科学省初等中等教育局特別支援教育課で、発達障害教育を専門とする特別支援教育調査官に着任してからは、学会の活動に関わらせていただく機会が増え、文部科学省の取組を広報させていただく機会を多くいただきました。本当に感謝しております。

　学会設立からこの 20 年間、自閉症を含む発達障害のある子どもの教育は大きな変革の時代であったと思います。

　代表的なことだけでも、「障害者の権利に関する条約の採択と我が国の批准」、「特殊教育から特別支援教育への転換」、「発達障害者支援法の制定と改正」、合理的配慮の提供に関わる「障害を理由とする差別の解消の推進に関する法律（いわゆる、障害者差別解消法）」の制定や文部科学省所管事業分野における障害を理由とする差別の解消の推進に関する対応指針（文部科学省対応指針）」の策定」、「障害のある子どもへの記載が充実した平成 29、30 年度に改訂された学習指導要領」など、あげればきりがありません。

　その中でも、直接的に関与する立場であった学習指導要領の改訂は、障害のある児童などに対する学習活動を行う場合に生じる困難さに応じた指導内容や指導方法の工夫を計画的、組織的に行うことが規定されたことを受け、各教科等の学習指導要領解説に、個々の児童生徒の困難さに応じた指導内容や指導方法の工夫が記載されたことは、非常に大きな

変化でした。

　これらの変化の流れは、現在も続いています。2019（平成 31）年 4 月からの中央教育審議会では、初等中等教育分科会の中に「新しい時代の特別支援教育の在り方に関する有識者会議」が設置され、特別な配慮を必要とする子供たちに対する指導及び支援の在り方や医療や福祉と連携した特別支援教育の推進方策が議論され、「新しい時代の特別支援教育の方向性・ビジョン」、「障害のある子供たちへの指導の充実」、「教員の専門性の整理と養成の在り方」、「特別支援教育の枠組み」、「幼稚園・高等学校段階における学びの場」などについて検討がなされています。

　また、今後、想定される障害のある子どもに関係する世の中の変化は、「障害者の権利に関する条約の建設的対話」、「障害者差別解消法の見直し」、「通常の学級に在籍する発達障害の可能性のある特別な教育的支援を必要とする児童生徒に関する調査の実施の検討」、「ICD-11 の日本語訳」などが想定され、本学会が果たすべき役割は、ますます重要度が高まると考えます。特に、多様な人材が加入している本学会では、学会内のさらなる連携、幼児期、学齢期、青年期などのライフステージ間の研究の連携、教育分野、医療分野、福祉分野、労働分野の関係機関間の研究の連携が必要であり、学会間の連携、行政に対する働きかけ、当事者・保護者に対する働きかけが重要になるのではないかと感じています。

　私事ではありますが、学会の歴史は、教員になって 20 年を迎えた私の歴史でもあります。大阪教育大学障害児教育課程を卒業したものの、民間企業に就職し社会人野球の世界に飛び込み、そして知的障害者の就労を目指す社会福祉法人に勤務後、30 歳で教員になった年が、ちょうど 20 年前でした。個人的には、学会の歩みが自分の歩みのようで、非常に親しみのある学会のひとつです。

　それを感じるひとつの契機が、2012（平成 24）年 3 月に発刊された「自閉症スペクトラム研究実践報告集（第 9 巻別冊第 2 集）」に、自分の実践論文が掲載されたことでした。執筆当時は、内地留学という制度を活用し

て、兵庫教育大学大学院特別支援教育コーディネーターコースで学んで
いました。大学院で修士論文を書く前でしたので、特別支援学校高等部
勤務時代の実践の記録とにらめっこしながら書かせていただきました。
執筆する際には、「推敲」という言葉の意味を実感し、非常に勉強させ
ていただく機会となりました。この実践報告集もこの学会の魅力の一つ
と感じています。

　今後も、学会の活動のお力になれるように、どのような立場であった
としても、障害のある子どもの教育に真摯に取り組みたいと思います。

　今後も、学会の活動に期待しています。

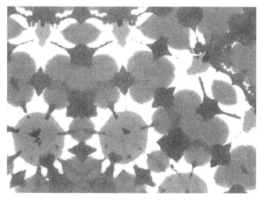

②　　　　　　　　　万華鏡（和紙折染）

## 日本自閉症スペクトラム学会との更なる連携を目指して

一般社団法人全日本自閉症支援者協会会長　松上利男

　日本自閉症スペクトラム学会発足 20 周年、おめでとうございます。

　日本自閉症スペクトラム学会は、2001（平成 13）年 3 月に日本で初めて
の自閉症に関する学術的研究団体として発足され、研究・研修活動を活
発に行ってこられました。

　特に 2005（平成 17）年には、学会認定資格「自閉症スペクトラム支援士」
制度を発足され、福祉・教育・医療・労働など様々な分野で自閉スペク
トラム症のある人を支援する支援者の専門性の向上に向けた取り組みを
積み上げてこられていますが、研究・研修活動とともにその実践に対し
て敬意を表します。

　私ども全日本自閉症支援者協会においても、福祉分野における自閉ス
ペクトラム症のある人を支援する唯一の職能団体として、平成 26 年度
より、支援者の専門性の向上を目的とした「スーパーバイザー養成研修」
を実施し、スーパーバイザーの認定制度を発足しました。

　ご承知のように 2012（平成 24）年 10 月に「障害者虐待防止法」が施行さ
れましたが、被虐待者の内約 30％前後が「行動的課題」を伴ういわゆる
「行動障害」のある人たちであるという課題があります。この「行動障害」
を伴う人の大半が知的障害を伴う自閉スペクトラム症のある人たちです。
この課題を解決するには支援者の支援力の向上が求められることから、
「行動障害」のある人を支援する支援者の支援力向上のための標準化し
た国の研修「強度行動障害支援者養成研修」が制度化されました。この
研修を通して、自閉スペクトラム症のある利用者支援について、一定の
支援力の底上げができたと思われます。そして、更なる支援力の向上を
目指すためには、スーパーバイザーによる支援現場での継続したスー
パーバイザーによる現任訓練が重要となります。

　自閉スペクトラム症のある人を支援する支援者の養成は喫緊の重要課題でありますが、私どもは貴会の「自閉症スペクトラム支援士」養成の実践に学び、スーパーバイザー養成の取り組みを進めてまいりたいと存じています。

　結びになりますが、日本自閉症スペクトラム学会の今後益々のご発展を祈念申し上げますとともに、これからも私ども全日本自閉症支援者協会と日本自閉症スペクトラム学会との連携を深め、自閉スペクトラム症のある人たち・家族の方々が地域社会の中で尊厳をもって豊かに暮らすことのできる共生社会の実現に向けて協働の取り組みを進めていきたいと存じています。

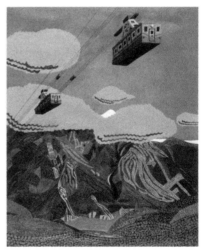

③　　　　立山ロープウェイー

**目次／新たな未来へ　日本自閉症スペクトラム学会 20 周年記念誌**

## Ⅰ　学会の成立と発展 ………………………………… 3

## Ⅱ　各支部の誕生と経過 ………………………………… 27

## Ⅲ　運営体制の充実 ………………………………… 69

新たな未来へ

日本自閉症スペクトラム学会 20 周年記念誌

# I
## 学会の成立と発展

# I　学会の成立と発展

寺山千代子

## 1　研究会の発足

　学会のできるまでの経過については、2000 (平成 12) 年 6 月から 2006 (平成 18) 年 3 月まで「日本自閉症スペクトラム研究」第 5 巻に、「日本自閉症スペクトラム学会の発足と展開」と題して、その経過が報告されている。その後のことについては、「日本自閉症スペクトラム学会　これまでの歩み」を学会事務局が中心になり、2019 (平成 31) 年 2 月にまとめられている。

　今回、20 周年記念誌の作成にあたり、発足当時のことを知らない方々のために、簡単にまとめることにした。

### 1.　研究会の創設

　1999 (平成 11) 年頃、自閉症のことをもっと学びたいという先生方や保護者の方が多かった。当時は、学習障害、ADHD 等が話題になっていたので、自閉症の話題はあまり問題視されなくなっていた。しかし、教育現場の自閉症児の担任たちからは自閉症の研究会があったらという声が多かった。そこで研究会を作りたいと中根晃氏、大南英明氏、吉田昌義氏、高橋晃氏、野村東助氏、須田初枝氏などに持ち掛け、同意を得て、発起人会を立ち上げた。その頃、筆者は国立特殊教育研究所分室を定年退職し、植草学園短期大学に勤務していたので、発起人会の設立の事務の世話をすることになった。当時、医療については、中根晃氏 (東京都立梅が丘病院院長)、心理は野村東助氏 (東京学芸大学教授)、保護者として須田初枝氏 (日本自閉症協会副会長)、教育は高橋晃氏 (自閉症教育研究会会長)、寺山千代子 (植草短期大学教授) が発起人となり、会員を集めることになった。

6

## (1) 事務室について

　研究会の事務室については、当分の間、植草短期大学寺山研究室の一角に置くことになった。早速、案内状を作成し、会員募集の事務に当たった。筆者の知り合った横浜国大の現職で内地留学に来ていた先生方、教師、医師、研究者、保護者、知人など幅広く声をかけた。案内状の発送の仕事は手間取ったが、返信には多くの方から同意を得た。中には、思いがけず温かい言葉が添えてあったり、励ましの言葉があったりして、心温まることもしばしばであった。会の名称は取り敢えず「自閉症スペクトル教育研究会」とした。

　筆者が植草短期大学を定年退職になり、それを機に事務室を移転し武蔵野東学園武蔵野東教育センター（以下、教育センター）の職員室の一角をお借りすることになった。教育センターには、計野浩一郎氏、大久保道子氏が勤務されていた関係からお借りすることができた。同センターには2年間という短い期間であったが、大変お世話になった。ただお借りしたスペースは、会員数の増加にともなって、手狭になってきた。と同時に、教育センターの職員も増加していく関係から、事務室を都内で探したが見つからず、2008（平成20）年筆者の住まいに近いところにある民家に事務室を置いた。

## (2) 会報の発行

2000（平成12）年11月1日創刊号が発行された。

　表紙の名称は、「自閉症スペクトル教育研究会会報」となっている。次の2号には改称し「自閉症スペクトラム教育研究会会報」となっている。創刊号には、「21世紀の自閉症の治療と教育、福祉の在り方」と題して中根晃氏（実践女子大学）、「事務局だより」、お知らせ、会員名簿等が掲載されている。

　第2号の発行は、2001（平成13）年5月1日である。会長あいさつ（設立趣旨）が掲載されているので、一文を抜粋して掲載する。

　「現在では、かなり質の高い情報が流れていますが、その中身を
みていると学習障害やADHDに対するものが多く、自閉症に関す
る情報が薄れているように感じられます。―略―　本会は、自閉症
関係の医学・心理・教育・福祉・労働・保護者などの分野の会員に
よって構成し、お互いの情報を交換し合い、研究や実践を深めて行
きたいと考えています。―略―　」

　会報第3・4号合併号は、2001（平成13）年12月1日発行、そこには副
会長となった野村東助氏の『日本自閉症スペクトラム教育研究会の誕生
に思う』が掲載されている。

　会報については、その後、年3回を目標に刊行されていった。

### （3）総会の開催

　会員の募集の仕事が終わり、年度内に第1回総会を開くことになった。
　2001（平成13）年3月4日、自閉性スペクトル障害教育研究会総会が新
宿区立戸塚第二小学校で開催となった。当時、新宿区立戸塚第二小学校
通級指導教室に長谷川安佐子氏が勤務されていたので、研究協力をお願
いしていた。本校は高田馬場駅に近く、集まりやすいことから、学校に
交渉してお借りすることができた。当時、お借りできた教室は、研修室
であったように思う。出席者41名で、会の名称は、「日本自閉症スペク
トラム教育研究会」とされた。

　会長には、中根晃氏、副会長には野村東助氏が選出された。総会では、
平成12年度活動報告、平成13年度の活動計画などが話し合われた。

## 2　日本自閉症スペクトラム学会へ

### 1．研究会から学会へ

　2002（平成14）年3月30日、武蔵野東学園で総会が開催され、出席者
数40名であった。そこでは、2001（平成13）年度活動報告、平成13年度

8

会計報告、2002（平成14）年度活動計画案、平成14年度予算案が諮られた。その折、会員の中から、「研究会でなく学会にして欲しい」という要望が出された。自閉症の研究が進んできたので、研究をより学術的、科学的なものでありたいという願いもあり、学会への移行について理事会で検討することになった。合同役員会でこの学会案が検討され、平成14年3月30日総会で可決され、「日本自閉症スペクトラム教育研究会」から「日本自閉症スペクトラム学会」への移行が承認され、それにともなって会則・組織の変更も承認された。

　その折、《特別講演》が開催され、「精神薬理学からみた自閉症スペクトラム障害—自閉症に特効薬はあるのか」の演題で、市川宏伸氏（都立梅が丘病院副院長）の講演があった。


## 2. 会報の発行の続行

　学会の会報は、そのまま続行され、「会報第5号」は平成14年5月15日に発行、中根会長のあいさつ「「研究会」から「学会」へ」が掲載されているので、一部抜粋して掲載する。

　　　「日本自閉症スペクトラム教育研究会は、平成14年3月30日の
　　　第2回合同役員会及び総会において、学会へと改組し、名称を「日
　　　本自閉症スペクトラム学会」とすることになりました。—略—」
ここに学際的研究団体として、発足することになった。

　同5号には、「待ってます！浪漫の街　函館！」と題して北海道教育大学附属養護学校の島津彰氏の記事が掲載されている。北海道へは希望者（大人・子どもも参加）は羽田から飛行機を利用し、「函館の第2回夏季研修会」に参加した。内容は、7月25日（木）午後　研究発表・講演会、夜には懇親会がもたれた。講師は、佐々木正美氏、中根晃氏であった。2日目には、午前　研究発表・シンポジウム、午後　おしまコロニーを見学した。子どもたちには、バター作り等の行事が別に組まれていた。佐々木正美氏、中根晃氏の講演は好評であった。

　それ以後、「会報第 6 号」が平成 14 年 9 月 25 日に発行され、そこには、「平成 14 年日本自閉症スペクトラム学会夏季研究会」として附属養護学校校長の木村健一郎氏の報告が掲載されている。

　「会報第 7 号」は平成 14 年 12 月 25 日に発行され、2003（平成 15）年度からは、年 3 回の発行となり、「会報第 8 号」は平成 15 年 2 月 25 日に、「会報第 9 号」は平成 15 年 5 月 23 日に、「会報第 10 号」は平成 15 年 10 月 17 日に発行された。会報の発行は、今日までも続行し、現在「第 61 号」となっている。

## 3.　研究大会の実施

　第 1 回の研究大会は、武蔵野東学園本館で開催され、参加者は 206 名であった。

　同研究大会では、『障害児の福祉を支える法律』と題する児玉安司（弁護士）の特別講演が行われた。

　シンポジウムでは、テーマは『自閉症児・者の療育をめぐって』、司会：野村東助氏（大正大学）、シンポジスト：白瀧貞昭氏（武庫川女子大学）、神尾陽子氏（九州大学）、高木徳子氏（京都女子大学）、指定討論：吉野邦夫氏（国立秩父学園）、内山登紀夫氏（大妻女子大学）、その他口頭発表 11 件があった。

　第 2 回の研究大会も武蔵野東学園で開催され、参加者は 250 名であった。《記念対談》：石井哲夫氏（白梅学園短期大学）、小林重雄氏（吉備国際大学）、《特別講演》『アスペルガー障害・高機能自閉症児への支援』：内山登紀夫氏（大妻女子大学）、続いて学会企画シンポジウム・自主シンポジウム、口頭発表があった。

　これ以降の研究大会には、「特別講演、シンポジウム（学会企画シンポジウムと自主シンポジウム）、口頭発表、ポスター発表」で構成されていった。大会の資料は、その都度、抄録集（論文集）にまとめられていった。

　第 3 回研究大会は、文教大学（2004（平成 16）年 7 日、8 日）で開催された。

第4回研究大会は、白百合女子大学 (2005 (平成 17) 年 8 月 27 日、28 日) で、それ以降の大会については『これまでの歩み』を参照いただきたい。

　研究大会については、まとめをその都度、印刷していたが、第 3 回以降は、会員数も多くなり、冊子としてまとめられていくようになった。早い時期には、担当の支部で印刷をお願いしたが、形式を整えるため、一括して事務局でまとめ、印刷するようになった。

　大会の抄録集には、テーマを決めるようになっていった。『日本自閉症スペクトラム学会第 3 回研究大会論文集』、テーマとして、「21 世紀の特別支援教育をめぐって」のようにテーマが挙げられている。これ以降は、大会ごとに、必ず「テーマ」が掲げられるようになっていった。

　初期の頃の研究大会には、『日本自閉症スペクトラム学会第 12 回研究大会論文集』としてまとめられていたが、第 14 回研究大会以降は『抄録集』となり、現在に至っている。

## 4. 研究紀要の発刊

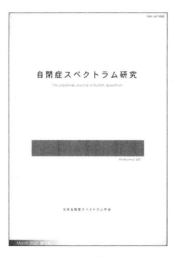

創刊号の表紙

　日本自閉症スペクトラム学会の研究紀要が発刊されることになった。
　『自閉症スペクトラム研究』とし、表紙のデザインは、中根会長のご子息、中根秀夫氏に依頼した。
　創刊号は、2003 年 (平成 14 年 11 月 20 日) であったが、会員数が少ないので、原稿募集も思うようにいかなかった。当時の編集委員長は、第 1 巻から第 10 巻までが東條吉邦氏であった。続いて、2010 (平成 22) 年、第 8 巻別冊第 1 集実践報告集の編集委員長は大南英明氏である。

　第 9 巻別冊第 2 集・第 3 集・第 4 集の実践報告集と第 12 巻第 1 号まで編集委員長は小林重雄氏である。小林氏は第 11 巻に特集号「10 周年記念誌」を編集している。

　第 12 巻第 2 号より第 15 巻第 2 号まで編集委員長は今野義孝氏である。第 15 巻第 2 号より、現在まで編集委員長は井上雅彦氏である。

　初期の頃、原稿の応募者が少なかったことと若い方を励ます意味で、編集委員長が今野義孝氏に変わった折、『自閉症スペクトラム研究』の中から、論文を選考して「研究奨励賞・実践研究賞」を出すことを、編集委員会に提案し認められた。

　第 11 巻より現在まで、紀要は年 2 回発行されている。「研究奨励賞・実践研究賞」の受賞者は、総会の場にて表彰されている。


　この他、学会の書籍、『自閉症スペクトラム辞典』(教育出版、2012.3)『自閉症児・者の理解と支援』(教育出版、2005.10) が刊行されている。


## 5.　資格認定制度の導入

　資格認定制度の導入にあたり、まず資格認定委員会をつくることが検討され、メンバーが決まった。


### (1) 資格認定委員会の設立

　まず、資格認定委員会を設立し、資格に関する事柄について検討することになった。

- 第 1 回資格認定委員会は、2004 (平成 16) 年 1 月 31 日開催され、会場は学士会館分館をお借りすることができた。

　委員出席者は、市川宏伸氏、野村東助氏、高橋晃氏、大南英明氏、近藤裕彦氏、川﨑葉子氏、小林重雄氏、梅永雄二氏、東條吉邦氏、他 15 名であり、事務局担当は寺山千代子、計野浩一郎氏、大久保道子氏となった。

　「自閉症の資格を取りたい」という現場の教師からの要望があり、資格制度についての「資格認定委員会」が設立され、検討された。

　議題は、委員長、副委員長の決定、資格名称案、資格認定制度案であった。

• 2回資格認定委員会は、2004（平成16）年6月12日、東京ガーデンパレスで開催。

　議題として、「資格名称の決定、資格認定委員会規定承認、資格認定要件の検討、資格認定講座の調整、研修会」について検討された。

　中根晃氏、太田昌孝氏、野村東助氏、小林重雄氏他、他32名の出席があり、「認定要件、認定講座の内容、認定講座用テキストの作成」について検討された。

• 第3回資格認定委員会は、平成16年8月3日、文教大学で開催され、主な出席者は中根晃氏、野村東助氏、他31名出席。

　議題は、「自閉症スペクトラム支援士資格認定委員の増員、認定要件、認定講座の内容、認定講座用テキストの作成」について検討された。

　第1回目以降は、資格認定委員会でそれぞれの案が採決され、結果は役員会に報告された。

## 6. 資格認定制度の始まり

（1）認定の要件

　種類としては、対象によって「STANDARD・ADVANCED・EXPERT」に分かれ、学生用として「AS サポーター」がある。AS サポーターの資格は、学生が対象となっている。星槎大学が中心となっており、その他宇都宮大学の梅永雄二氏、京都女子大学 OG 研究所の髙木徳子氏等の協力を得た。

　（資格に関する要件は、学会ホームページを参照されたい）

## 3　支部の全国的拡大と組織の拡充

### 1. 支部の設立

　当時、学会員が増加の傾向にあり、各地域に支部を置くことが検討されていた。それは、資格認定講座が始まり、受講しやすい場所ということになり、まず北海道が候補になった。

### (1) 北海道支部の設立

　支部設立を板垣裕彦氏（北海道立特殊教育センター情緒障害研究室）にお願いしたところ、快諾を得ることができた。板垣先生を中心に、2005（平成17）年7月30日に道民活動振興センターで、北海道支部設立総会が開催された。支部長は板垣裕彦氏、事務局長には神田英二氏が選出された。

### (2) 北陸支部の設立

　支部設立は、2006（平成18）年3月25、26日の講座の時である。講座の開催とともに、前田宣子氏を中心に、支部が立ち上がった。北陸支部（富山・石川・福井）は、会員数も少なく講座が開けるのか危惧されていたが、会場となった富山大学附属養護学校には、多くの先生方が集まり活気ある会となった。

### (3) 全国に支部が設立

　その後、支部の設立は北は東北、南は九州へと広がっていった。

　東北支部の設立は2009（平成21）年6月6日、東海支部の設立は2008（平成20）年2月9日、近畿支部の設立は2006（平成18）年11月25日、中国支部の設立は平成18年11月25日、九州支部の設立は2010（平成22）年5月15日と順に支部が立ち上がり、講座も実施された。

　関東甲信越支部の設立は、かなり遅れて2017（平成29）年5月7日に設立された。特に、一番最後となった関東支部は、理由は広域なこともあって、まとめにくく時間も要した。やがて支部は関東1都5県だけでなく

山梨県、長野県、新潟県も加えることになった。

　武蔵野東学園武蔵野東教育センターに本田秀夫氏(信州大学附属病院)、市川会長をお招きして、支部立ち上げの会が持たれた。支部長には本田秀夫氏、副支部長には五十嵐一枝氏、事務局長には計野浩一郎氏が選出された。

　各支部組織については、支部長、事務局長が選出された。各支部の会則などは、北海道支部の会則等を参考にしながら、準じていった。


## 2.　講座の内容の充実

　講座の内容は、資格認定委員会で検討され、各支部ごとに「医学、心理、教育、福祉、アセスメント、関連」の6領域とし、1講座の時間は90分とし、6領域を2日間(土曜日・日曜日)に分けて実施した。

　各地区の特色を生かしながら、全国的に講座の水準を保つようテスト問題等を工夫し、テスト出題は事務局が担当した。


## 3.　その他の講演会・研修会等など

### (1) ゲーリー・メジボフ教授による特別講演会の実施

　2012(平成24)年11月3日(土曜日、9：30 〜 12：30)、東京ガーデンパレス 平安の間で、メジボフ教授による講演会が行われた。募集人員は180名で締め切られた。会員は3000円、非会員は5000円であった。

　講師のゲーリー・メジボフ教授は、米国ノースカロライナ大学医学部のTEACCH副部長・部長をあわせて、2010年2月までの31年間、TEACCHプログラムの実践と普及活動のため、国際的に活動された。

　講演の内容は、TEACCHプログラムの原理、方法、効果であった。


### (2) 資格取得者のための研修会の実施

　資格認定委員会で検討された「自閉症スペクトラム支援士」の資格の認定講座は、2003(平成15)年から、各地で次のように実施された。

①第 1 回研修会 (2003 年)

2003 (平成 15) 年 11 月 22 日、23 日、武蔵野東学園本館にて行われた。22 日の講師は野村東助氏・山口和彦氏 (厚生労働省)・副島洋明氏 (弁護士)、23 日の講師は平谷美智夫氏、芳賀定氏、シンポジウム司会：吉田昌義氏、シンポジスト：加藤康紀氏・黒川君江氏・保護者であった。

②第 2 回研修会 (2005 年)

2005 (平成 17) 年 1 月 15 日、16 日、武蔵野東学園本館にて行われた。15 日の講師は野村東助氏・中根晃氏・小林重雄氏、16 日の講師は谷口清氏、石井哲夫氏、落合敏氏 (茨城キリスト教大学) であった。

③テレビ会議システム利用による資格認定講座

2011 (平成 23) 年 10 月 22 日、23 日テレビ会議システム利用による第 1 回資格認定講座が行われた。10 月 22 日の講師は藤原義博氏・小林重雄氏・日詰正文氏、23 日の講師は田中康雄氏・園山茂樹氏、赤井陽介氏 (朝日新聞社) であった。

④資格取得者のための研修会

2014 (平成 26) 年 5 月 10 日、11 日に行われた。10 日の講師は三浦裕子氏 (県立前沢明峰支援学校)・宮崎眞氏・本田秀夫氏、11 日の講師は千田光久氏であった。午後の現地視察の講師は千田光久氏、高橋律子氏、寺山千代子であった。内容は、東日本大震災の津波による被害の現地視察であった。

⑤資格取得者のための研修会

2015 (平成 27) 年 10 月 3 日、社会福祉法人檜の里あさけ学園にて行われた。講師は近藤裕彦氏、水野佐知子氏で、現地視察は、あさけ学園の見学であった。

⑥資格取得者のための研修会

2016（平成 28）年 8 月 26 日、白百合女子大学にて行われ、講師は市川宏伸氏・本田秀夫氏・近藤直司氏であった。

⑦資格取得者のための研修会

2018（平成 30）年 11 月 10 日、(社福)「玄洋会ゆうゆうぷらざ」にて行われ、講師は高原朗子氏、村田豊久氏・楠峰光氏・池田顕吾氏であった。

⑧資格取得者のための研修会

2020（令和 2）年 3 月 18 日は社会福祉施設見学が予定され、講師は中川隆子氏であった。施設は、30000 坪の敷地に、園生たちが年老いたときのことを予想して建設された、特別養護老人ホームである。コロナウイルス感染防止のため中止となった。

---

## 4　組織の整備と運営について

### 1. 学会組織と役員（常任理事・理事・評議員）

(1) 学会の組織図を示す。

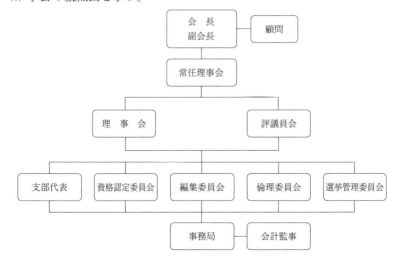

## 2.　学会役員

　役員の構成は、常任理事 12 名、理事 16 名、評議員 30 名、監事 2 名から成る。

**ＮＰＯ法人　日本自閉症スペクトラム支援協会　日本自閉症スペクトラム学会**
**平成 29 年度〜令和 3 年度　役員名簿**

| 会長 | 市川　宏伸 |
|---|---|

| 副会長 | 五十嵐　一枝 |
|---|---|
| | 近藤　裕彦 |

| 事務局長 | 寺山　千代子 |
|---|---|

| 監事 | 板垣　裕彦 |
|---|---|
| | 西村　優紀美 |

| 常任理事会 | 安達　潤 |
|---|---|
| | 五十嵐　一枝 |
| | 市川　宏伸 |
| | 井上　雅彦 |
| | 近藤　裕彦 |
| | 高原　朗子 |
| | 高村　哲郎 |
| | 千田　光久 |
| | 寺山　千代子 |
| | 平谷　美智夫 |
| | 本田　秀夫 |
| | 吉川　徹 |

| 理事会 | 伊藤　健次 |
|---|---|
| | 内山　登紀夫 |
| | 梅永　雄二 |
| | 大隈　紘子 |
| | 太田　篤志 |
| | 大屋　滋 |
| | 小川　博敬 |
| | 川﨑　葉子 |
| | 楠　峰光 |
| | 坂井　聡 |
| | 楢　誠 |
| | 田中　康雄 |
| | 柘植　雅義 |
| | 東條　吉邦 |
| | 本間　譲 |
| | 前田　宣子 |

評議員

| 評議員会 | 池田　顕吾 |
|---|---|
| | 石川　純子 |
| | 石橋　須見江 |
| | 伊藤　政之 |
| | 岩永　竜一郎 |
| | 梅原　泰代 |
| | 大久保　道子 |
| | 柿沼　美紀 |
| | 神尾　陽子 |
| | 熊谷　高幸 |
| | 児玉　安司 |
| | 小林　重雄 |
| | 是枝　喜代治 |
| | 篠田　晴男 |
| | 園山　繁樹 |
| | 高木　一江 |
| | 髙木　德子 |
| | 高橋　洋子 |
| | 辻川　圭乃 |
| | 土岐　賢悟 |
| | 砥柄　敬三 |
| | 仁平　義明 |
| | 計野　浩一郎 |
| | 平野　敏惠 |
| | 松瀬　留美子 |
| | 松村　東栄 |
| | 松本　幸広 |
| | 水野　浩 |
| | 宮崎　英憲 |
| | 柳澤　亜希子 |

資格認定委員会

| 委員長 | 五十嵐　一枝 |
|---|---|
| 副委員長 | 前田　宣子 |

| 資格認定委員会 | 石井　正子 | 園山　繁樹 | 計野　浩一郎 |
|---|---|---|---|
| | 梅原　泰代 | 高村　哲郎 | 長谷川　安佐子 |
| | 大久保　道子 | 多田　裕夫 | 平谷　美智夫 |
| | 岡　潔 | 寺山　千代子 | 平野　敏惠 |
| | 柿沼　美紀 | 砥柄　敬三 | 星井　純子 |
| | 是枝　喜代治 | 中山　幸夫 | 山田　登美子 |
| | 近藤　裕彦 | 仁平　説子 | |

編集委員会

| 編集委員長 | 井上　雅彦 |
|---|---|
| 副編集委員長 | 本田　秀夫 |
| | 近藤　裕彦 |

| 常任編集委員会 | 安達　潤 |
|---|---|
| | 五十嵐　一枝 |
| | 石坂　務 |
| | 梅永　雄二 |
| | 柿沼　美紀 |
| | 篠田　晴男 |
| | 寺山　千代子 |
| | 東條　吉邦 |
| | 平澤　紀子 |
| | 藤原　義博 |
| | 吉川　徹 |
| | 山根　隆宏 |

| 編集委員会 | 池田　顕吾 |
|---|---|
| | 伊藤　健次 |
| | 伊藤　政之 |
| | 稲田　尚子 |
| | 岡村　章司 |
| | 児玉　安司 |
| | 是枝　喜代治 |
| | 園山　繁樹 |
| | 高木　一江 |
| | 高村　哲郎 |
| | 楢　誠 |
| | 萩原　拓 |
| | 平野　敏惠 |
| | 前田　宣子 |
| | 松岡　勝彦 |
| | 柳澤　亜希子 |
| | 伊藤　久志 |
| | 河村　優詞 |

　常任理事会は定例会議は年3回であるが、特別の場合は、その都度開催されている。合同役員会は、年2回開催されており、1回は3月に、もう1回は総会前に開催されている。

　役員は、個人情報のことでもあり、今年度は2017年度の選挙で決まった役員のみの掲載に留めることにした。

　〈個人情報の取り扱いについて─「個人情報の保護に関する法律」では、個人情報を安全に管理することや、個人情報を取得する目的を明らかにする必要があるとされている。〉

　理事は、選挙により決められており、各支部ごとに役員が選出されている。選挙については、任期は4年間であり、連続2期までとされている。選挙による方法は、2017(平成29)年より取り入れられている。

　選挙は、日本自閉症スペクトラム学会会則、及び選挙規定より、理事及び監事の選挙を会員による直接選挙により行われている。

## 3. 運　営

　ただ日本自閉症スペクトラム学会が大きくなるだけでなく、構成員の自主的・協働的な行動に支えられることが重要である。したがって、編集委員会や資格認定委員会に属する人たちの献身的な行動には感謝している。また、理事・評議員の方々の意見等を尊重し、全体で確認しながら進めている状況である。中央との関係については、協働的な活動を重視している。

　当初から元気でご活躍くださった高橋晃氏、中根晃氏、山邉雅司氏、最近では太田昌孝氏、大南英明氏、吉田昌義氏がお亡くなりになり、これらの方々のご逝去に惜しむ声が寄せられている。先生方の業績と本学会への貢献に深く敬意を表するものである。

## 4.　特定非営利活動法人への組織変更

　特定非営利活動法人（NPO 法人）について、内閣府より働きかけがあった。納税の問題や NPO 法人として、外部に対して見える形にしておく必要があり、武蔵野法務局に書類を提出し、認可された。正式には、「特定非営利活動法人　日本自閉症スペクトラム支援協会」となった。

　2007（平成 19）年 3 月 11 日（日）に東京ガーデンパレスで、理事会・評議員会が開催され、NPO 法人「特定非営利活動法人　日本自閉症スペクトラム支援協会」の設立についての説明が行われた。続いて、平成 19 年 5 月 20 日（日）に、東京会館で、常任理事会が開催され、「特定非営利活動法人　日本自閉症スペクトラム支援協会」の法人化にともなう理事が選出された。平成 19 年 7 月 22 日、武蔵野東教育センターで、特定非営利活動法人の定款ワーキンググループの第 1 回ミーティングが開かれた。

## 5　各界との連携・協力

### 1.　世界自閉症啓発デー・シンポジウムに協力団体として協力
　　（ホームページを参考に作成）

　2007（平成 19）年 12 月 18 日に開催された国連総会で、カタール王国王妃の提案により、毎年 4 月 2 日を「世界自閉症啓発デー」（World Autism Awareness Day）とすることが決議された。以来全世界の人々に自閉症を理解してもらう日として各国で取り組みが行われている。

　日本では、世界自閉症啓発デーの 4 月 2 日から 8 日を発達障害啓発週間として、全国各地でシンポジウムや後援会の開催、ランドマークのブルーライトアップ等の活動を行っている。2012（平成 24）年以降は毎年 4 月第 1 土曜日にシンポジウムを、4 月 2 日の「世界自閉症啓発デー」には東京タワーでのブルーライトアップイベントを実施している。「癒やし」や「希望」などを表すブルーを自閉症のシンボルカラーとして、ブルーライトアップや、青いものを装着するなど、様々な形でブルーが展開さ

れている。ライトアップに参加する場所も年々増え全国 200 もの施設が青に染まるようになった。

　シンポジウム開催にあたっては、「世界自閉症啓発デー・日本実行委員会」を組織し、厚生労働省及び日本自閉症協会をはじめ、多くの関係機関の協力を得て開催されている。日本自閉症スペクトラム学会は、2009（平成 21）年の第 1 回シンポジウムより共催団体として参加し、毎年数回の実行委員会に実行委員を派遣し、計画や運営において協力している。

　世界自閉症啓発デー・シンポジウムは以下のように毎年開催されてきている。

2009 年 4 月 2 日（木）　会場：東京ウィメンズプラザ

2010 年 4 月 2 日（金）　会場：国連大学ウ・タント国際会議場

2011 年 6 月 18 日（土）　テーマ「災害と自閉症〜ともに支え合い、共に生きる」　会場：全社協・灘尾ホール（2011 年〜 2019 年）

2012 年 4 月 7 日（土）　テーマ「私たちの育ちを信じて！愛して！」

2013 年 4 月 6 日（土）　テーマ「共に支え合う〜かけがえのないみんなの生命（いのち）」

2014 年 3 月 29 日（土）　テーマ「共に支え合う〜みんなで作ろう、やさしい街を」

2015 年 4 月 4 日（土）　テーマ「共に支え合う〜一人ひとりのつながりが大きな輪に」

2016 年 4 月 9 日（土）　テーマ「つながる、世界とみんなの青い光」

2017 年 4 月 8 日（土）　テーマ「たいせつなことを あなたに きちんと つたえたい 〜発達障害のこと」

2018 年 4 月 7 日（土）　テーマ「知りたい、知らせたい 発達障害のこと 〜こども、若者、スポーツ、アートの視点から」

2019 年 4 月 6 日（土）　テーマ「輝く人・照らす人」

2020 年 4 月 4 日（土）　テーマ「輝く人・照らす人」（動画配信による開催）

## 2. 星槎大学との連携

　星槎大学では、AS サポーター（学生のための支援士）の資格をとれるようにしている。

　学会とは異なり、学生の方に AS サポーターの資格を取ってもらい、自閉症の方の理解と支援を学んでもらっている。主に、レポートと講習会、テスト、実習を行っている。星槎大学の松本幸広氏を中心に進められ、星槎大学の事務の方々にもご協力をいただいている。松本氏は本学会研究大会で AS サポーターについて発表をしている。

　当然、学生対象なので、実習も取り入れている。実際に星槎学習センターで実習をやっていたが、コロナ禍ではオンラインで実習をするしか方法がなく、今回は星槎国際高等学校（富山）と星槎大学との連携で実施した。ところが、意外とオンラインでの実習は良かったという評価を得た。理由は、実際に実習していると時間が過ぎていき、ゆっくり見ることができなかったが、オンラインだと遠くにいて視聴でき、解説が入り、分かりやすいということだった。星槎大学で、AS サポーターは、654 人にものぼっている。地域でのボランティア活動の時のために、あるいは「放課後デーサービス」、小学校・中学校の支援員、保育所の障害児担当の方など多彩である。

## 3. 日本発達障害ネットワーク（JDDnet）

　「日本発達障害ネットワーク」は、発達障害関係の全国および地方の障害者団体や親の会、学会、研究会、職能団体などを含めた幅広いネットワークである。本学会は正会員として登録している。

　2011（平成 23）年の事業報告から 2020（令和 2）年度の運営委員会、報告会、その他の委員会にも参加している。本学会から市川宏伸氏が理事として参加しており、現在 JDDnet の理事長を務めている。さらに井上雅彦氏、安達潤氏らが理事として、寺山千代子が倫理委員として参加している。

## 4. 日本心理学諸学会連合への加盟

日本心理学諸学会連合のホームページより、抜粋したものである。

「一般社団法人 日本心理学諸学会連合は、「心理学及びその関連分野の調和ある発展を期し、心理学諸学会独自の活動を尊重しそれを支援しつつ加入学会間の連携を強化して、国際的協力関係を深めるとともに、社会的諸問題の解決方策を総合的・持続的に立案・提言して、多面的な貢献をめざす」(連合会則第 3 条) ことを目的として、1999 (平成 11) 年に結成され、2016 (平成 28) 年 4 月に一般社団法人となりました。2019 (令和元) 年 12 月現在では 56 団体が加盟しています。

具体的な活動としては、各学会の代表者で構成する社員総会を年 2 回開催し、その間 2 〜 3 か月に 1 回程度の理事会を開催するほか、常置委員会においても日本の心理学界が協同して解決すべき諸問題を検討し、決定された諸施策を実行しています。また、2008 (平成 20) 年からは心理学検定を実施しており、毎年多くの受検者を得ています。

また、公認心理師法案を推進する三団体の一つを 2009 (平成 21) 年から構成し、心理師法案成立をめざし邁進してきました。2015 (平成 27) 年 9 月に公認心理師法が国会で成立し、2017 (平成 29) 年 9 月に施行されたことは特筆すべきことでした。そして、2018 (平成 30) 年 9 月 9 日に初めての公認心理師試験が行われ、2019 年 9 月には第 2 回公認心理師試験が実施されました。」

日本自閉症スペクトラム学会は、心理系の学会員も多いことから、2016 年 6 月より加盟し、総会や理事会に出席してきている。会員の中にも、公認心理師が誕生している。


## 5. 日本自閉症協会との連携

日本自閉症協会には、親の会の会員のほかに、グローバル会員会がある。住所は、東京の場合は、

東京都中央区明石町 6—22 築地ニッコンビル　6 階

親の会の会員のほかに、全国的な視点で活動されている専門家(医師、弁護士、研究者、支援者福祉関係者、等)の個人の方々のために、都道府県政令都市団体とは別にグローバル会員を組織しているので、本学会はグローバル会に参加している。

## 6. 全日本自閉症支援者協会との連携

会の目的は、「自閉症者の人権と生きるための発達保障、自立ならびに社会参加のための実践と研究を実践し、さらに―略―」

現在、会長は、北摂杉の子会(大阪府)の松上利男氏で、本学会の実習先で協力をいただいている。今回、「日本自閉症スペクトラム学会との更なる連携を目指して」と題して、記念誌に文を寄せていただいた。

## 7. その他――協力を依頼ほか

### (1) 国際文献社への依頼

会員の増加に伴い、事務の一部を国際文献社にお願いしている。入会業務、会費等の入金業務・住所変更など、さらに電話対応等、細かい仕事を依頼している。

しかし、最近のコロナ禍により、オンライン化がさらに進むと、簡略化・スリム化を図ることが求められるようになってきた。

### (2) 書籍作成・印刷会社等

会報印刷、研究大会の抄録集、自閉症スペクトラム研究の編集・印刷・発送などをお願いしており、大変お世話になっている。

アトミ印刷：『会報』の印刷・発送
教育出版：書籍の出版、『自閉症スペクトラム辞典』、『自閉症児・者の理解と支援』
金剛出版：『自閉症スペクトラム研究』『選挙人名簿』などの編集・印刷・

　発送

東信堂：『自閉症スペクトラム学会研究大会発表抄録集』の冊子の編
　集・印刷・発送

## あとがき

　以上「学会の成立と発展」と題してこの20年間、主に学会の事務局で、運営の実務的な仕事に携わった者の視点から学会の成立と発展の流れを概観し記述してみた。

　そこには正直に言って記憶が薄れ、定かでない部分も数多くあった。また、実務者として、とかく主情的主観的になりがちであったが、今保管されている会報や紀要報告を拠り所に、できるだけ客観的に記述してみたつもりである。

　今このように、学会の20年の歴史を回顧すると、発起人会が立ち上がった誕生期、研究会から学会へ移行した揺籃期、事業や活動が拡充し発展してきた成長期と、よくもこんなに目覚ましく多彩に発展してきたものである。そして学会の20年の歩みの中で、当初、学会が目指したものが確実に実現しているように思われる。医学、心理学、教育学等の学術的科学的研究と、養育をする保護者や教育現場で携わる教師たちの実践研究の二つの流れが、学会の活動を通して学際的に連携し融合し合い、互いに啓発され、それにより会員の自閉症に対する理解も深まり、個々に応じた支援の質も向上したと思う。

　その背景には、初代会長の中根晃先生や二代目会長の市川宏伸先生の卓越した理念と見識により、先頭に立ってご尽力をいただいたこと、それに加えて学会の常任理事や理事、評議員、他の多数の方々が強い責任感をもって役割（ロール）を果たされたこと、さらに地方の8つの支部役員の多大な協力があったからである。極言すれば、ここまで発展できたのは、学会に内在する全ての会員の大きな力が働いたからだと思われる。

　この章を書き終え、私の脳裏にいろいろのことが去来する。私にとって、「学会の事務室は我が家であり、そこで過ごした時間は、人生そのものである」ように思えてならない。

　この 20 年間、事務局の世話を続けさせていただいたことへの感謝の念と達成感で胸がいっぱいになり、感慨無量である。

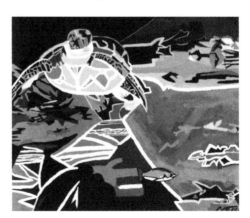

④　　　　　　　　かめさん

# II
## 各支部の誕生と経過

# 北海道支部の取り組みについて

北海道支部副支部長　板垣裕彦

## はじめに

　2005（平成17）年7月30日に北海道支部が設立してから15年経ちました。支部の設立は、私が1976（昭和51）年度に国立特殊教育総合研究所（現国立特別支援教育総合研究所）で1年研修をしたことから始まったように思います。当時、道立で唯一の知的障害養護学校に勤務していたのですが、1971（昭和46）年度の学習指導要領改訂で新設された養護・訓練（現自立活動）の研修のために言語障害教育研究室の研修生になりました。私が師事した室長の隣の研究室に寺山千代子室長がおられました。その後北海道教育委員会の指導主事として1987（昭和62）年4月から6年間、北海道立特殊教育センター（現北海道立特別支援教育センター）の情緒障害教育室の研究員・室長として勤務することになりました。外部講師として寺山千代子先生や野村東助先生等自閉症研究のスペシャリストの方を招聘しましたのでお近づきになる機会を得ました。このような縁から本学会の前進である日本自閉症スペクトラム教育研究会の立ち上げに声をかけていただき、その延長線上に支部設立があったと思っています。

　私は元々、知的障害教育が専門でしたが、養護学校義務化以前にも知的障害養護学校には知的に重い自閉症児が多数在籍していたので、指導法について学年やブロックの先生方と常時話し合いをしていました。そのためこの子たちの指導法には関心を持っていましたので、北海道立特殊教育センター情緒障害教育室に配属されたのは運が良かったと思っています。

支部の組織化

## 組織化における裏話

　支部の組織化には医療、教育、福祉、行政等幅広い分野の方々に協力をしてもらいました。特に、立ち上げ段階で特殊教育センター開設時から一緒に勤務した神田英治研究員が国立特殊教育総合研究所情緒障害教育室に勤務していたことや後任支部長の牧野誠一先生は北海道情緒障害教育研究会の中心的な立場で活躍していただけではなく、センターの研究協力学級を引き受けてくれたことでした。また、後任室長の島津彰先生は北海道教育大学付属養護学校勤務時代に自閉症教育の研究をされていたこと。現在支部事務局長をしている本間譲先生は、校長として勤務した最後の学校で一緒だったことなどから協力をお願いしました。また、北大大学院の田中康雄先生は快く支部の顧問を引き受けてくださり、様々な相談にのってくれました。このように多くの方々が協力をしてくれたことで、設立当時の支部役員構成は大学教員4名（医学＝1名、教育＝1名、福祉＝2名）、特殊教育関係教員＝8名、福祉現場関係＝3名、行政関係＝2名、親の会関係＝1名とバランスのとれた人事配置になり、現在もほぼ同様の構成で続いています。専門分野違いの私が、国の研究機関で研修を受けたことや特殊教育センター情緒障害教育室に配属されたこと等の偶然が重なって、それまで接点のなかった方々と知り合えて支部づくりができたのは不思議なことです。

## 支部活動の開始

（1）2005年度の活動

　　① 2005（平成17）年7月30日　北海道支部設立総会の開催

　第1回資格認定講座一日目の講義が終了した後に道民活動振興センターにおいて自閉症スペクトラム学会北海道支部設立総会を開催しました。支部会則と事業計画を提案し、了承されました。支部長には道都大

学の板垣裕彦、事務局長には北海道中札内高等養護学校長の神田英治が選任されました。事業計画には資格認定セミナーと支部研究大会の開催を提案し了解されました。支部研究大会の開催は、資格認定講座参加者が広域の北海道では、資格取得のために東京まで行くのは困難であるとの声を取り入れたためでした。

　②第1回北海道支部夏季セミナー（資格認定講座）の開催

　7月30日、31日の両日、8講座8Pの講座を開催しました。予想外の出来事として、全国から募集定員50名を大幅に超える70名が受講されたことでした。急遽パイプ椅子を持ち込んで研修をしてもらいました。二日目には広い会場に移動して研修をしてもらいました。第1講座教育分野は植草学園短期大学の寺山千代子、第2講座福祉分野は北海道医療大学の鈴木幸雄、第3講座心理分野は北海道教育大学旭川校の古川宇一、第4講座医療分野は北海道大学教育学部大学院の田中康雄、第5講座福祉分野は道都大学の板垣裕彦、第6講座アセスメントは北海道大学旭川校の安達潤、第7講座教育分野は北海道中札内高等養護学校の神田英治、第8講座教育分野は北海道南幌養護学校の島津彰が担当しました。

　③第1回北海道支部研究大会の開催

　2006（平成18）年1月14日（土）9：00〜17：00　石狩市社会福祉総合センター「りんくる」

　定員90名を超える152名（会員61名、非会員91名）が参加

　**特別記念講演**　設楽雅代氏（情緒障害児短期治療施設「タラプ」医局長）

　**シンポジウム**「小さな家に住むハリネズミのハンス」

　　①提言者：雨野カエラ氏（2年前にアスペルガー症候群と診断をされる）

　　②司会・進行：齋藤真善氏（北海道教育大学札幌校　助教授）

　　③助言者：大澤隆則氏（知的障害者施設　生振の里施設長、北海道支部副支部長）

　**ポスター発表**

　A・Bの2会場に18本　20名が発表

特に、ポスター発表は田中康雄氏等複数の審査委員が厳正に精査を実施しました。

(2) 2006年度の活動

①第2回北海道支部夏季講座（資格認定講座）の開催

2006（平成18）年7月29日、30日の両日、9：30 〜 17：00 まで、札幌市男女共同参画センターで8講座8Pの講座を開催しました。

第1講座教育分野は植草学園短期大学の寺山千代子、第2講座心理分野は北海道教育大学旭川校の古川宇一、第3講座福祉分野は道都大学の板垣裕彦、第4講座福祉分野は札幌市自閉症・発達支援センターの大澤隆則、第5講座医療分野は北翔会「あゆみの園」の館農幸恵、第6講座関連分野は日本大学の伊藤政之、第7講座アセスメント分野は札幌市自閉症・発達障害支援センターの加藤潔、第8講座教育分野は拓殖大学北海道短期大学の牧野誠一が担当しました。

②第3回資格認定講座と講演会の実施

2006（平成18）年7月29日に18：00 〜 19：30 まで、札幌市男女共同参画センターで1講座1Pの講座と学会の啓発を兼ねて北海道立特殊教育センターの講義でこられた東條先生をお招きして講演会を開催しました。

講師　東條吉邦氏（茨城大学）

③第2回北海道支部研究大会の開催

2007（平成19）年1月14日（日）9：00 〜 17：00　石狩市社会福祉総合センター「りんくる」

**特別講演**　木村昭一氏（社会福祉法人はるにれの里　総合施設長）

**シンポジュウム**「自閉症スペクトラム支援のためのネットワーク」

①話題提供者：牧野誠一氏（拓殖大学北海道短期大学保育科　教授）

　　　　　　　：村田昌俊氏（JDDネット　北海道代表）

　　　　　　　：山瀬正巳氏（日本自閉症協会北海道支部　副支部長）

　　　　　　　：大澤隆則氏（ジョブコーチネットワーク　北海道代表）

②コーディネーター：板垣裕彦氏（道都大学社会福祉学部　教授）

③司会・進行　　　：神田英治氏（北海道函館養護学校　校長）

**ポスター発表**

1会場に3本　5名が発表

ポスター発表は田中康雄氏等複数の審査委員が厳正に精査を実施した。

**資格認定の説明と支部総会の実施**

　司会進行　本間譲（北海道支部事務局）


(3) 2007年度の活動

　①第3回北海道支部研究大会の開催

2008（平成20）年1月6日（日）9：00、17：00　札幌市男女共同参画センター

　**特別講演**　田中康雄氏（北海道大学大学院教育学部　子ども発達臨床研究センター長）

　**シンポジウム**「北海道における自閉症スペクトラム支援のためのチームアプローチ」

　①話題提供者：田中睦氏（発達障害者支援道北地域センター コーディネーター）

　　　　　　　：島津彰氏（北海道七飯養護学校　校長）

　　　　　　　：大澤隆則氏（はるにれの里就労支援移行支援事業所

　　　　　　　　あるば所長）

　②司会・進行：加藤潔氏（札幌市自閉症・発達障害支援センター　所長）

**ポスター発表**

1会場に4本　7名が発表

ポスター発表は田中康雄氏等複数の審査委員が厳正に精査を実施した。

**資格認定の説明と支部総会の実施**

　司会進行　本間譲（北海道支部事務局）

　②第4回北海道支部資格認定講座の開催（9：30〜17：00）

2008（平成20）年1月6日、札幌市男女共同参画センターで4講座4P

の講座を研究大会と併行に開催しました。(※資格認定講座受講者には研究大会のポイントは出さない)

　第1講座教育分野は植草学園短期大学の寺山千代子、第2講座福祉分野は拓殖大学北海道短期大学の牧野誠一、第3講座心理分野は教育大学旭川校の古川宇一、第4講座医療分野は北海道大学大学院の田中康雄が担当しました。

### (3) 2008年度の活動

第5回北海道支部資格認定講座の開催

2008 (平成20) 年8月9日、10日の両日

石狩市保健センター「りんくる」で6講座6Pの講座を開催しました。

(※　他の支部との整合性の問題から6講座とし、支部独自の研究大会も廃止した)

　第1講座医療分野は北翔会「あゆみの園」の館農幸恵、第2講座教育分野は拓殖大学北海道短期大学の牧野誠一、第3講座アセスメント分野は札幌市自閉症・発達障害支援センターの加藤潔、第4講座心理分野は東北大学の仁平義明、第5講座の教育分野は北海道紋別高等養護学校の小嶋義勝、第6講座福祉分野は札幌すぎな園の寺尾孝士が担当しました。

### (4) 2009年度の活動

第6回北海道支部資格認定講座の開催

2009 (平成21) 年8月1日、2日の両日、札幌学院大学で6講座を開催しました。

　第1講座アセスメントは札幌市自閉症・発達障害支援センターの加藤潔、第2講座教育分野は北海道雨竜高等養護学校の本間譲、第3講座福祉分野は札幌すぎな園の寺尾孝士、第4講座心理分野は道都大学の柏葉修治、第5講座関連分野は教育大学岩見沢校の安井友康、第6講座医療分野は侑愛会石川診療所の高橋和俊が担当しました。

## (5) 2010 年度の活動

### 第 7 回北海道支部資格認定講座の開催

2010（平成 22）年 7 月 31 日、8 月 1 日の両日、札幌学院大学で 6 講座を開催しました。

第 1 講座教育分野は札幌大学の百井悦子、第 2 講座アセスメント分野は北海道教育大学札幌校の青山真二、第 3 講座福祉分野は札幌医療大学の佐々木明員、第 4 講座医療分野は札幌市立病院の河合健彦、第 5 講座教育分野は文教大学の谷口清、第 6 講座教育分野は北海道教育大学旭川校の萩原拓が担当しました。

## (6) 2011 年度の活動

### 第 8 回北海道支部資格認定講座の開催

2011（平成 23）年 7 月 30 日、31 日の両日、札幌学院大学で 6 講座を開催しました。

第 1 講座教育分野は札幌学院大学の塩見啓一、第 2 講座関連分野は札幌協働福祉会の大阪克之、第 3 講座福祉分野は自閉症就労支援事業所の大澤隆則、第 4 講座アセスメント分野は道立特別支援教育センターの太田千佳子、第 5 講座医療分野は東京都立小児総合医療センターの市川宏伸、第 6 講座心理分野は北海道教育大学札幌校の齋藤真善が担当しました。

## (7) 2012 年度の活動

### 第 9 回北海道支部資格認定講座の開催

2012（平成 24）年 7 月 28 日、29 日の両日、札幌学院大学で 6 講座を開催しました。

第 1 講座教育分野は放送大学の大南英明、第 2 講座関連分野は星槎大学の寺山千代子、第 3 講座心理分野は教育大学旭川校の萩原拓、第 4 講座医療分野は札幌トロイカ病院の中野育子、第 5 講座札幌自閉症・発達障害支援センターの加藤潔、第 6 講座福祉分野は社会福祉法人麦の子の

金沢俊文が担当しました。


## (8) 2013年度の活動

第10回北海道支部資格認定講座の開催

2013（平成25）年7月27日、28日の両日、札幌学院大学で6講座を開催しました。

第1講座関連分野は札幌学院大学の牧野誠一、第2講座福祉分野は札幌市自閉症者自立支援センターの中村修一、第3講座心理分野は文教大学の今野義孝、第4講座医療分野はこころとそだちのクリニックの田中康雄、第5講座教育分野は札幌学院大学の二通諭、第6講座アセスメント分野は北海道教育大学札幌校の小林隆司が担当しました。


## (9) 2014年度の活動

第11回北海道支部資格認定講座の開催

2014（平成26）年7月26日、27日の両日、札幌学院大学で6講座を開催しました。

第1講座福祉分野は石狩市指定相談事業所の大澤隆則、第2講座医療分野は北海道立帯広緑ヶ丘病院の長沼睦雄一、第3講座心理分野は北海道教育大学札幌校の青山真二、第4講座関連分野は千歳科学技術大学の飯塚淳一、第5講座アセスメント分野は横浜国立大学の渡部匡隆、第6講座教育分野は北海道教育大学旭川校の萩原拓が担当しました。


## (10) 2016年度の活動

第12回北海道支部資格認定講座の開催

2016（平成28）年10月15日、16日の両日、道都大学で6講座を開催しました。

第1講座アセスメント分野は札幌学院大学の山本彩、第2講座教育分野は道都大学の板垣裕彦、第3講座関連分野は北海道支部の牧野誠一、

第 4 講座心理分野は茨城大学の東條吉邦、第 5 講座医療分野は黒川メンタルクリニックの黒川新二、第 6 講座福祉分野はハローワーク ENJOY の寺尾孝士が担当しました。

### (11) 2017 年度の活動
第 13 回北海道支部資格認定講座の開催

2017（平成 29）年 9 月 9 日、10 日の両日、星槎道都大学で 6 講座を開催しました。

第 1 講座教育分野は北翔大学の石塚誠之、第 2 講座アセスメント分野は石狩市相談センターの大澤隆則、第 3 講座関連分野は札幌学院大学の二通諭、第 4 講座医療分野は札幌こころの診療所の中野育子、第 5 講座福祉分野は侑愛会星ヶ丘寮の中野伊知郎、第 6 講座心理分野は白百合女子大学の五十嵐一枝が担当しました。

### (12) 2018 年度の活動
第 14 回北海道支部資格認定講座の開催

2018（平成 30）年 9 月 1 日、2 日の両日、星槎道都大学で 6 講座を開催しました。

第 1 講座教育分野は札幌市立南月寒小学校の山下公司、第 2 講座関連分野は北海道発達障害者道北支援地域センターの高野祐子、第 3 講座心理分野は教育大学札幌校の齋藤真善、第 4 講座医療分野は横浜市中部地域療育センタの高木一江、第 5 講座福祉分野は札幌市自閉症・発達障害支援センターの西尾大輔、第 6 講座アセスメント分野は北海道大学大学院の安達潤が担当しました。

### (13) 2019 年度の活動
第 15 回北海道支部資格認定講座の開催

2019（令和元）年 7 月 27 日、28 日に、星槎道都大学で 6 講座を開催し

ました。

第1講座関連分野は児童養護施設興正学園の鏑木康夫、第2講座心理分野は札幌学院大学の山本彩、第3講座教育分野は札幌学院大学の室橋春光、第4講座アセスメント分野は帝京大学の稲田尚子、第5講座福祉分野はハローENJOYの寺尾孝士、第6講座医療分野は国立重度知的障害者総合施設のぞみ園の成田秀幸が担当しました。


## まとめ

多くの方々に支えられて今日までできました。支部活動が十分に機能していたかということについては疑問が残りますが、自閉症スペクトラム児・者に対する適切な支援の在り方のためには、常に学び続けることが必要だと考えています。ささやかですが、その役割は十分に果たしてきたと自負しています。しかしながら、北海道の特別事情として資格認定講座の受講のために札幌まで来るだけでも宿泊が必要な状態ですので、福祉施設勤務の方や保護者等からは東京まで出向くのが難しいとの声が出ています。そのために研究大会や総会を活用して講演会等を工夫してきましたが、ポイント取得ができない研究会だけでは参加者を集めることは難しい状況です。今後どのようにして、支部活動を活発にしていけば良いか悩んでいるところです。

⑤　　　　はな

# 北陸支部の誕生と経過①

北陸支部支部長　平谷美智夫

　北陸支部が設立されてから早くも15年になります。今15年の歴史を振り返る一文を書いていますと、本学会の初代会長である中根晃先生のあの穏やかな笑顔が幾度となく浮かんできます。発達障害の医療と療育を福井という片田舎で細々と実践していた私に中根先生が折に触れてお声をかけて下さり、中央に呼んで下さいました。一方、大学が富山であった縁もあり、寺山先生が前田先生とも縁が深いという恵まれた人のつながりの中で、人口わずか300万の北陸に北海道についで全国で2番目という早い時期に支部が結成されました。梅ヶ丘院長そして本学会会長と中根先生のあとをそのまま継承されている市川先生には、中根先生と同じように何かと応援していただいているのも中根先生の置き土産のような気がしています。

　会員数が絶対的に少ないなかで第4回までは何とか北陸で開催できましたが、私が自分のクリニックの運営で精いっぱいの時期、第5回から第9回までの5回は「東海北陸支部」として東海支部に間借りさせていただいて認定講座を開催しました。いつまでも東海支部に頼っていてはと、いざとなればクリニックのスタッフや福井県内の関係者に席を埋めてもらえば恰好はつくだろうとクリニックの運営が比較的安定してきた第10回を、久しぶりに福井で開催しました。毎回50名前後の参加があり少し赤字を出していますが13回まで福井市で開催しました。参加される方は北陸以外の方が多いので、わざわざ福井に来て下さったことに感謝して懇親会を開催しています。懇親会の中で福井・富山のほかに石川県にも顔見知りの会員がじょじょに増えてきました。これまで平谷・前田コンビで支部活動を続けてきましたが、年1回の認定講座を上手に使って、これからの支部を支えてくれる会員を見つけて北陸支部を発展

させてゆくことが中根先生・寺山先生・市川会長への責務と考えて支部
運営を進めてゆきたいと考えています。

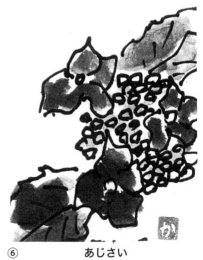

⑥　　　　あじさい

# 北陸支部の誕生と経過②

北陸支部事務局長　前田宣子

　北陸支部は、北海道支部に続き、全国2番目の地方支部として2006（平成18）年に発足しました。第1回目の北陸支部資格認定講座は、研修セミナーとして平成18年3月25日、26日に、私が当時勤務しておりました富山大学人間発達科学部付属養護学校を会場として開催しました。当時を思い起こしますと、全てが初めての経験であり、北陸支部会則の作成から、講師の選定、開催要項の作成・発送、当日の運営計画、会場設営計画、視聴覚機器の準備等、平谷美智夫支部長と相談し、スタッフの助けを借りながら準備を進めたことを思い出します。講座を企画した当初は、北信越・東海地区の会員の方に限って開催要項を発送したのですが、学会の会報をご覧になった全国の会員の皆様からの申し込みがあり、最終的に80名余りの参加となりました。私たちの予想をはるかに超える申し込みで、急遽、会場を変更したり、講座終了後に情報交換の時間を設定したりとうれしい悲鳴を上げながらの準備となりました。と、同時に、会員の皆様の自閉症スペクトラムへの関心の高さを改めて感じ、準備する側のエネルギーとなりました。

　こうしてスタートしました北陸支部資格認定講座も令和2年度で14回目を迎えます。講座内容も、毎回、教育・医療・福祉・心理・アセスメント・関連など様々な領域のエキスパートの先生方による示唆に富んだお話を聴くことができています。このことは、本支部が目指す、「北陸における自閉症児者等の教育・療育に関する研究を進め、この教育・療育の充実、発展に寄与する」ことの目的を少しずつ、果たしてきているものと確信しております。

　前の日本自閉症学会会長であられた故中根晃先生より、北陸支部開催に当たりいただいた激励文の中に、「それぞれの地域には、それぞれの

独自の文化があります。そして、自閉症スペクトラムをもっておられる方々もまた、それぞれの文化の中で育ち、社会的行動を学習します。そういった点から、それぞれの文化を背景にした地域での開催ということは、障害をもつ人ももたない人も、同じ地域社会で共に生活するためにも好ましいことになります。」とあります。この中根先生のお言葉を心に留め、今後も、北陸の文化を背景にした特色のある講座の充実に、微力ながら努力してまいりたいと思います。

## 北陸支部資格認定講座の経緯

**【第1回研修セミナー】**

| 期日／会場 | 2006（平成18）年3月25日、26日／富山大学人間発達学部附属養護学校 |
|---|---|
| 講座1：福祉 | 『支援センターにおける自閉症児者の発達支援』<br>東真盛（自閉症発達障害支援センターありそ） |
| 講座2：教育 | 『自閉症教育の歩み』<br>寺山千代子（植草学園短期大学） |
| 講座3：医療 | 『自閉症の医学』<br>平谷美智夫（平谷こども発達クリニック） |
| 講座4：教育 | 『自閉症児の指導内容・方法』<br>前田宣子（富山大学人間発達学部附属養護学校） |
| 講座5：心理 | 『自閉症児者の家庭・地域支援』<br>平谷美智夫（平谷こども発達クリニック） |

**【第2回研修セミナー】**

| 期日／会場 | 2007（平成19）年8月4日、5日／福井大学 |
|---|---|
| 講座1：教育 | 『特別支援学校における自閉症教育』<br>前田宣子（富山大学人間発達学部附属養護学校） |
| 講座2：教育・心理 | 『自閉症スペクトラム障害者のコミュニケーションの成り立ち・障害・支援方法』熊谷高幸（福井大学） |
| 講座3：医療 | 『広汎性発達障害・学習障害・注意欠陥多動性障害の相互関係を考える』<br>平谷美智夫（平谷こども発達クリニック） |
| 講座4：福祉 | 『高機能自閉症の思春期以降の社会性とそのサポート』<br>清水聡（福井県立大学） |

| 講座5：福祉 | 『思春期以降に行動障害が増悪する現象とその療育的支援』<br>石川肇(四條畷学園短大) |
|---|---|
| 講座6：心理 | 『適応としての不登校〜HFPDDの学校支援を考える〜』<br>岡田眞子(滋賀医科大学) |

## 【第3回資格認定講座】

| 期日／会場 | 2008(平成20)年8月9日、10日／富山大学 |
|---|---|
| 講座1：教育 | 『自閉症の教育〜特別支援学校の現場から〜』<br>前田宣子(富山大学人間発達学部附属特別支援学校) |
| 講座2：教育 | 『高機能自閉症の思春期以降の社会性とそのサポート』<br>清水聡(福井大学) |
| 講座3：教育・<br>心理 | 『自閉症者のコミュニケーションの特徴と支援の方法』<br>熊谷高幸(福井大学) |
| 講座4：医療 | 『広汎性発達障害(PDD)・注意欠陥多動性障害(ADHD)・学習障害(LD)の相互関係を考える』<br>平谷美智夫(平谷こども発達クリニック) |
| 講座5：福祉 | 『思春期以降に行動障害が増悪する現象とその療育的支援』<br>石川肇(四條畷学園短期大学) |
| 講座6：福祉 | 『発達障害児・者を地域で支える』<br>東真盛(富山県発達障害支援センターありそ) |

## 【第4回資格認定講座】

| 期日／会場 | 2010(平成22)年7月24日、25日／石川県地場産業振興センター |
|---|---|
| 講座1：福祉 | 『自閉症スペクトラムと福祉』<br>中島章雄(発達障害者支援センターPATH) |
| 講座2：医療 | 『自閉症スペクトラム障害』<br>棟居俊夫(金沢大学) |
| 講座3：心理 | 『ASDのニーズに応える支援』<br>岡田眞子(滋賀医科大学) |
| 講座4：教育 | 『語用論とコミュニケーションのしくみ〜言語行為・会話・文脈〜』<br>大井学(金沢大学) |
| 講座5：アセスメント | 今野義孝(文教大学) |
| 講座6：教育 | 『就学前自閉症児の指導』<br>伊藤健次(名古屋経済大学) |

44

【第 5 回資格認定講座】

| 期日／会場 | 2011（平成 23）年 6 月 18 日、19 日／愛知県産業労働センター　ウイングあいち |
|---|---|
| 講座 1：心理 | 谷晋二（立命館大学） |
| 講座 2：福祉 | 平雅夫（社会福祉法人トポスの会） |
| 講座 3：教育 | 『自閉症スペクトラム児の教育：特性の理解と支援のあり方』<br>井上哲雄（西南学院大学） |
| 講座 4：教育 | 『自閉症の教育』<br>前田宣子（富山県立しらとり支援学校） |
| 講座 5：医療 | 『自閉症スペクトラム（ASD）障害児・者の自立支援医療』<br>平谷美智夫（平谷こども発達クリニック） |
| 講座 6：アセスメント | 『就学前自閉症児の心理アセスメント―発達検査の利用から―』<br>伊藤健次（名古屋経済大学） |

【第 6 回資格認定講座】

| 期日／会場 | 2012（平成 24）年 6 月 23 日、24 日／名古屋 AT ビル |
|---|---|
| 講座 1：アセスメント | 『アセスメントはなぜ必要か？』<br>伊藤健次（名古屋経済大学） |
| 講座 2：福祉 | 平雅夫（社会福祉法人トポスの会） |
| 講座 3：心理 | 『自閉症児の心理行動特性』<br>是枝喜代治（東京福祉大学） |
| 講座 4：教育 | 『自閉症スペクトラムのある生徒への教育』<br>高村哲郎（神戸市立青陽須磨支援学校） |
| 講座 5：福祉 | 中島章雄（発達障害者支援センター PATH） |
| 講座 6：医療 | 『医療による自閉症支援』<br>吉川徹（名古屋大学医学部附属病院） |

【第 7 回資格認定講座】

| 期日／会場 | 2013（平成 25）年 6 月 29 日、30 日／名古屋 AT ビル |
|---|---|
| 講座 1：教育 | 水野浩（長久手市立長久手小学校） |
| 講座 2：教育 | 『自閉症教育の在り方』<br>藤原義博（筑波大学） |
| 講座 3：福祉 | 野口幸弘（西南学院大学） |
| 講座 4：心理 | 『自閉症スペクトラム障害の生物学的基礎と薬物療法』<br>太田昌孝（心の発達研究所） |
| 講座 5：心理 | 五十嵐一枝（白百合女子大学） |

| 講座 6：関連 | 『事例研究・実践研究などの論文作成をめぐって』<br>小林重雄 (筑波大学) |
|---|---|

## 【第 8 回資格認定講座】

| 期日／会場 | 2014 (平成 26) 年 6 月 28 日、29 日／名古屋 AT ビル |
|---|---|
| 講座 1：関連 | 『特別支援教育―巡回相談をめぐって―』<br>寺山千代子 (星槎大学) |
| 講座 2：アセスメント | 伊藤健次 (日本心理教育研究所) |
| 講座 3：福祉 | 『自閉症児・者を地域で支える』<br>東真盛 (社会福祉法人めひの野園) |
| 講座 4：教育 | 前田宣子 (富山県立にいかわ総合支援学校) |
| 講座 5：医療 | 『医療による自閉症支援』<br>吉川徹 (愛知県心身障害者コロニー) |
| 講座 6：心理 | 『自閉症スペクトラムの心理―コミュニケーションを中心に―』<br>今野義孝 (文教大学) |

## 【第 9 回資格認定講座】

| 期日／会場 | 2015 (平成 27) 年 6 月 27 日、28 日／名古屋 AT ビル |
|---|---|
| 講座 1：福祉 | 石川肇 (四條畷学園短期大学) |
| 講座 2：関連 | 『ASD のある人の歯科治療と歯科医療ネットワークづくり』<br>伊藤政之 (日本大学) |
| 講座 3：教育 | 『自閉症の人をいかに教育すべきか？―感覚過敏の捉え方と支援を中心に』<br>熊谷高幸 (福井大学) |
| 講座 4：心理 | 『自閉スペクトラム症と WISC―Ⅳ知能検査』<br>大六一志 (筑波大学) |
| 講座 5：アセスメント | 『自閉症スペクトラム児者の支援』<br>是枝喜代治 (東洋大学) |
| 講座 6：医療 | 『発達障害の多様な臨床と医療の役割』<br>平谷美智夫 (平谷こども発達クリニック) |

## 【第 10 回資格認定講座】

| 期日／会場 | 2016 (平成 28) 年 5 月 28 日、29 日／平谷こども発達クリニック円山事業所 |
|---|---|

| 講座 1：医療 | 『自閉症スペクトラム障害 (ASD)、注意欠陥多動性障害 (ADHD)、学習障害 (LD)：読字障害 (Dyslexia) などとその併存症の臨床・治療・療育〜多彩な臨床症状と療育ネットワークにおける医療の役割：薬物治療を含めて〜』<br>平谷美智夫 (平谷こども発達クリニック) |
|---|---|
| 講座 2・3：福祉 | 『北陸 3 県 (富山・石川・福井) の発達障害者支援センターの沿革と課題』<br>福田晋介 (福井発達障害児者支援センター　スクラム福井)<br>東真盛 (社会福祉法人　めひの野園)<br>中島章雄 (元発達障害者支援センター PATH) |
| 講座 4：医療 | 『子どものこころの発達を見守る―発達障害や愛着障害の脳科学研究―』<br>友田明美 (福井大学) |
| 講座 5：教育 | 『しつけ・教育・心理学』<br>五十嵐一枝 (白百合女子大学) |
| 講座 6：アセスメント | 『WISC―IV知能検査によるアセスメント』<br>大六一志 (筑波大学) |

## 【第 11 回資格認定講座】

| 期日／会場 | 2007 (平成 29) 年 5 月 27 日、28 日／平谷こども発達クリニック円山事業所 |
|---|---|
| 講座 1：医療 | 『オキシトシンによる自閉スペクトラム症の治療薬の可能性―オキシトシン投与の臨床試験―』<br>小坂浩隆 (福井大学) |
| 講座 2：福祉 | 『災害時における自閉スペクトラム症の方々への支援課題―東日本大震災を通して―』<br>千田光久 (奥州市子ども発達支援センター) |
| 講座 3：医療 | 『自閉症スペクトラム障害 (ASD) 注意欠陥多動性障害 (ADHD) 学習障害 (LD)：読字障害 (Dyslexia) など、併存症の臨床・治療・療育―中枢神経に障害を持つ人たちに見られる多彩な臨床症状―』<br>平谷美智夫 (平谷こども発達クリニック) |
| 講座 4：アセスメント | 『自閉症スペクトラム児者の支援』<br>是枝喜代治 (東洋大学) |
| 講座 5：医療 | 川谷正男 (福井大学) |
| 講座 6：教育 | 『発達障害のある子どもを支える教育の役割』<br>為国順治 (福井県特別支援教育センター) |

【第12回資格認定講座】

| 期日／会場 | 2018（平成30）年6月9日、10日／平谷こども発達クリニック円山事務所 |
|---|---|
| 講座1：医療 | 『自閉スペクトラム症診断の現状と今後の展開』<br>熊崎博一（金沢大学） |
| 講座2：教育 | 『教育相談の実際』<br>園山繁樹（筑波大学） |
| 講座3：教育 | 『小学校特別支援教室での支援』<br>松井賢仁（江戸川区立大杉第二小学校） |
| 講座4：医療 | 『発達障害の多彩な臨床症状と自立を支援する医療・療育』<br>平谷美智夫（平谷こども発達クリニック） |
| 講座5：心理 | 『自閉スペクトラム症の発達心理学』<br>東條吉邦（茨城大学） |
| 講座6：福祉 | 『ASDの家族やサポーターの支援方法』<br>石川肇（四條畷学園短期大学） |

【第13回資格認定講座】

| 期日／会場 | 2019（令和元）年5月25日、26日／福井市地域交流プラザAOSSA |
|---|---|
| 講座1：教育 | 『自閉症スペクトラム障害学生に対する就労支援について』<br>西村優紀美（富山大学） |
| 講座2：心理 | 『ASDの人たちに対する心理劇』<br>高原朗子（社会福祉玄洋会やまと更生センター） |
| 講座3：医療 | 『発達障害の多彩な臨床症状とその支援』<br>平谷美智夫（平谷こども発達クリニック） |
| 講座4：教育 | 『卒業後の姿から見えてきた必要な支援』<br>岸本和美（岡山県立岡山瀬戸高等支援学校） |
| 講座5：教育 | 『脳からみる自閉スペクトラム症の理解と早期療育』<br>吉村優子（金沢大学） |
| 講座6：福祉 | 『自閉症スペクトラムの人たちの壮年・高齢期に向けた支援』<br>近藤裕彦（あさけ学園） |

※毎回、資格認定講座終了後、希望者に修了試験を実施

## 中国支部の誕生と経過

中国支部事務局　石川純子

### 近畿・中国支部として誕生

　学会として資格制度も整って、東京だけでなく各支部で「資格認定講座」が開催されるようになった頃、恩師の小林重雄先生から近畿で活躍されている高村哲郎先生を紹介され、岡山のノートルダム清心女子大学でお会いしました。近畿・中国支部として本格的に活動しようというお誘いでした。

　支部長に小林先生が就任してくださることになり、2006（平成18）年11月「資格認定講座」を神戸で開催することになりました。岡山からは私と岸本和美先生が現地に行くことになりましたが、開催を手伝ってくださった神戸の方々が本当にてきぱきと動かれていたことと、想像以上に参加者が多く、講座開催のニーズがこんなにあるのだということに驚きました。

　この神戸での経験から、講座を開催することが会員の増加につながるということを再認識するとともに、開催のためには共に企画運営する仲間が必要不可欠だということを深く感じました。

### 中国支部として独立

　ずっと近畿・中国支部として活動はしていましたが、実質は会場も運営も近畿支部が中心でした。「山口や広島から研修会に参加したいとの要望が多いのですが、京都や兵庫など遠方の会場へは行きにくいようです。交通の便が良い岡山で研修会が開催できると良いのですが」というお話を寺山千代子先生からいただいたのがちょうど平成22年（2010年）のことです。

　中国・近畿支部の立ち上げに関わった経験から岡山でも講座を開催で

きそうな気がしていたので、思い切って引き受けることにしました。こ
れには条件に合う会場の選定が最も重要な仕事でした。駅周辺の会場を
いくつか見て回り、予算や部屋の規模、アクセス面で条件に合った会場
を無事に見つけることができた時には本当にほっとしたのを覚えていま
す。

　さらに、名古屋に転勤されていた小林先生が、井上雅彦先生に支部長
を引き受けてくださるようにと労を取ってくださいました。そして本部
事務局に様々な面でバックアップしていただき、その年の11月第1回
の講座を岡山で開催し、中国支部の誕生となったのでした。

　岡山で継続して講座を開催するには、地元のスタッフが必要となり
ます。岸本先生を初め、それまで一緒に勉強会を続けてきた現場の先生
数名が手を挙げてくださり、快く力を貸してくれました。その後も毎年
この会の開催を待ち望んで、中国支部のスタッフとしてずっと支え続け
てくれています。

　初回は90名もの方が参加してくださりほっとしましたが、継続して
毎年開催しても参加者が集まらないのではと心配をしていました。しか
し寺山先生の「そんなこと気にしなくて大丈夫」という言葉に後押しさ
れて、講座の最終日には来年の会場予約をするのが常になりました。JR
岡山駅に近いという会場の立地の良さにも助けられ、遠方からの参加者
も多く毎回定員を上回る申し込みをいただいています。

## 講師の選定について

　毎年一番頭を悩ましていたのが講師の選定です。『医療・福祉・教育・
心理・アセスメント・関連』において、できるだけ偏らないで6領域が
学べるように、それぞれの分野の専門家に、特に自閉症スペクトラムに
ついて実践的な取り組みをされている方に講師をお願いしてきました。

　さらに、講座の参加者のほとんどが、教育・福祉・医療の現場で実際
に支援をされている方だったことから、できるだけ参加者自身の経験に

基づいた話をしてもらえるように講義の内容を工夫してみました。また最新の自閉症支援において活躍し、「ぜひ講師に招きたい」と思える方を見つけられるよう、スタッフも積極的に研修会や講演に参加して直接お話を伺うようにしてきました。

支部長の井上先生から「講師はできるだけ地元の方にお願いするように」というお言葉もあり、私もそれを大事にしたいと思っていました。

折角岡山で開催するのだから岡山の現場で活躍している方をまず知っていただこうと考え、「医療・教育・福祉・心理・アセスメント」と様々な領域で地元の講師を選定してきました。それから徐々に岡山だけでなく、山口、広島、鳥取と近県の講師の方々をお呼びして、講座の内容をより深めてきたつもりです。今後は島根県の先生にも是非お越しいただきたいと思っています。さらに中国5県にとどまらず、愛媛、香川、徳島など四国の先生方とのネットワーク作りも実現しました。

いつしか気が付いてみると令和2年（2020年）は中国支部にとっても記念すべき10回目の講座になります。数年前に支部長の井上先生がおっしゃった「いつか岡山以外の中国地方の県で開催したい」という思いがやっと実現して、今年は鳥取県米子市で開催する運びとなりました。昨年の講座では「ぜひ来年は鳥取へ来てください」と呼びかけることもでき、中国支部の活動の場もますます広がりを見せています。これまでの活動の積み重ねの結果だと思っています。

# 近畿支部の誕生と経過

近畿支部支部長　近藤裕彦

　近畿支部は、大阪府、京都府、滋賀県、奈良県、兵庫県、和歌山県、三重県の2府5県から成る、関東支部に次ぐ会員数588人（2020年4月現在）の支部です。

　さて支部活動と言えば、第一に会員の皆さんのための地区研修会の企画・実施です。私たちの地区では、2006（平成18）年11月に西日本で初めて近畿・中国支部研修セミナーが神戸市を皮切りとして、その後会場は京都市に移り、私が支部長を拝命した2011（平成23）年の第4回からは資格認定講座を大阪市で開催するようになりました。これまで、会員及び外部からのたくさんの講師の皆様にお世話になりました。感謝の意を込め、以下に講師の氏名と所属、領域を掲載しておきたいと思います（所属は当時のまま）。

第4回　2014（平成26）年10月25日、26日
　講座1：教育　田中 裕一（文部科学省）
　講座2：心理　奥田 健次（行動コーチングアカデミー）
　講座3：福祉　千田 光久（奥州市こども発達支援センター）
　講座4：教育　大南 英明（全国特別支援教育推進連盟）
　講座5：アセスメント　園山 繁樹（筑波大学）
　講座6：医療　市川 宏伸（都立小児総合医療センター）

第5回　2015（平成27）年10月24日、25日
　講座1：福祉　松上 利男（社会福祉法人北摂杉の子会）
　講座2：医療　福島 豊（福島内科医院）
　講座3：心理　東條 吉邦（茨城大学）
　講座4：教育　岸本 和美（岡山県立岡山瀬戸高等支援学校）

講座 5：アセスメント　是枝 喜代治（東洋大学）

講座 6：教育　柘植 雅義（筑波大学）


第 6 回　2016（平成 28）年 10 月 22 日、23 日

講座 1：福祉　和田 康宏（ひょうご発達障害者支援センター）

講座 2：教育　西山 剛司（京都府立南山城支援学校）

講座 3：アセスメント　高橋 順治（生駒市ことばの教室）

講座 4：心理　岡村 章司（兵庫教育大学）

講座 5：医療　田中　究（兵庫県立光風病院）

講座 6：教育　宮﨑　眞（明治学院大学）


第 7 回　2017（平成 29）年 10 月 28 日、29 日

講座 1：心理　大久保 賢一（畿央大学）

講座 2：教育　岡　潔（和歌山県立さくら支援学校）

講座 3：関連　北村 弥生（国立障害者リハビリテーションセンター）

講座 4：医療　河合 健彦（群馬病院）

講座 5：教育　高村 哲郎（神戸市立青陽須磨支援学校）

講座 6：福祉　三原 憲二（あかりの家）


第 8 回　2018（平成 30）年 10 月 27 日、28 日

講座 1：福祉　平野 貴久（レジデンスなさはら）

講座 2：関連　大野 寛美（保護者）

講座 3：関連　伊藤 政之（日本大学松戸歯学部）

講座 4：教育　谷　浩一（京都市立西総合支援学校）

講座 5：アセスメント　赤瀬　瞳（富田林市立伏山台小学校）

講座 6：医療　本田 秀夫（信州大学医学部）


第 9 回　2019（令和元）年 10 月 26 日、27 日

講座 1：福祉　小﨑 大陽（ステップ広場ガル）

講座 2：教育　関田 聖和（神戸市立青陽須磨支援学校）

講座 3：医療　飯田 順三（奈良県立医科大学）

講座 4：福祉　藤平 俊幸（地域福祉相談センターきざはし）

講座 5：教育　金井 辰也（特別支援学校聖母の家学園）

講座 6：関連（研究）　藤原 義博（上越教育大学）


　なお、現在使用している会場は JR 大阪駅前に位置し、近隣に飲食店や宿泊施設も数多く、シャトルバスの送迎サービスもあることから、近畿支部だけにとどまらず、全国からの受講者にとっても利便性が高いと評判のようで嬉しく思います。


　まとめに代えて、私の 7 年間の支部活動から今後の課題を考えてみたいと思います。実際のところ、私の支部長の仕事が本格的に始まったのは、第 5 回資格認定講座の企画からでした。当時はまず、講義を担当する講師の先生を選定するため、本部事務局より近畿地方在住の EX-PERT 会員の名簿を取り寄せるとともに、「自閉症スペクトラム研究」のバックナンバーを読み返してみました。本学会の会員は、全国的にも教育、福祉、療育などの現場で自閉症スペクトラムの人たちを支援している方々が大多数なのは周知していましたが、近畿支部の資格認定講座はほぼ 3 ヵ月前に定員を越えてしまう土地柄であるにもかかわらず、EX-PERT 会員は 10 名足らずで、「自閉症スペクトラム研究」への投稿がほとんどないのに驚きました。そんな状況なので、現場ですばらしい支援を行なっている方々の発掘へと、自然に力が入るようになりました。そして、現場の教員や支援者、家族の方などが講義を終えた後、決まって出る「自分の実践をまとめる良い機会になりました」という感想が励みとなり、次の段階として講座の中に事例検討会を組み入れるようにしました。やっと小さな取り組みに着手した段階ですが、地域の自閉症スペクトラムの人たちへの支援に今後とも貢献していきたいと思います。

# 東海支部の設立と経過

東海支部長　伊藤健次

　日本自閉症スペクトラム学会(以下、JAAS)が、20周年を迎えたという。日本自閉症スペクトラム教育研究会の発足から早いもので20年が経過したことになるわけだ。設立当初から、中心となった初代会長の中根晃先生、事務局となって活躍されている寺山千代子先生、そのほか多くの先生方に敬意を表しながら、東海支部のこれまでの歴史について振り返ってみたい。

　東海支部は、日本自閉症スペクトラム研究会が発足2001(平成13)年8月してから、およそ7年が経過した2008(平成20)年2月の東海支部第1回資格認定講座(於：アクトシティ浜松コングレスセンター)に始まるように思う。「…思う」というのは、筆者自身がJAASの会員ではなく、上記講座の講師でお招きいただいたことにその関わりが始まるからであり、経緯がわからないままにこのご縁の直後の入会以降から会員として活動してきたことによる。支部講座の第1回の運営にご苦労いただいた浜松地区の先生方には大変恐縮だが、第2回以降の支部講座は、このような経過から名古屋市で開催されるようになったわけである。

　設立当初の東海支部は、名古屋に転居されて間もない小林重雄先生を初代支部長に、また事務局を名古屋経済大学人間生活科学部(事務局長：筆者)に置いて活動が始まった。小林先生の転居後に開催されるようになった名古屋での事例研究会を日本自閉症スペクトラム学会東海支部の活動として位置づけ毎月研究会も開催されるようになる一方、学会本部事務局の協力を頂きながら、資格認定講座も毎年実施してきた。この間、支部長が交代し、小林重雄先生から筆者へ、さらには吉川徹先生へ、また支部事務局長(副支部長)も筆者から楯誠先生へと引き継がれ現在に至っている。

　以下、支部資格認定講座、支部事例研究会、名古屋で開催された研究大会、支部資格認定講座に並列開催された事例研究会に項目を分けて支部の歴史的変遷を辿ってみたい。

## 支部資格認定講座

　すでに述べたが、支部資格認定講座は 2008（平成 20）年 2 月の第 1 回開催に始まる。2009（平成 21）年の第 2 回以降、名古屋市で開催されるようになって、現在まで毎回 100 名前後の受講者にご参加いただいた。開催年によっては会場一杯で窮屈な受講環境の中での実施も少なからずあった。振り返ると、運営そのものは 1 〜 2 名のマネージメントのみで開催できるはずもなく、後に述べる支部事例研究会に参加している方々の協力もあって、無事に開催できてきたと言える。会場もアクセスしやすく、使い易い会場を求めて数度にわたって変更してきたが、現在は名古屋 AT ビルに固定するようになってきている。前後して誠に恐縮だが、講座で講師を快諾くださり、ご苦労いただいた多くの講師の先生方に改めて御礼申し上げたい。なお、2011（平成 23）年に開催された第 3 回資格認定講座以降、北陸支部第 5 回講座と合わせて開催することとなり、数年間継続された。思い返すに、合同で開催されていた当時は、北陸支部のメンバーには遠く富山からわざわざ名古屋まで出かけてもらい開催に協力いただいたことが懐かしい思い出である。2020（令和 2）年度資格認定講座は、新型コロナウィルス感染症の拡大予防の観点から中止となったことを付記し、コロナが沈静化して開催が可能となるよう願っている。また、今後は遠隔地からご参加いただく会員のためにも、様々な困難もあろうが講座のオンデマンド化などの方法も検討しても良い時期ではないだろうか。

## 支部事例研究会

　東海支部が独自に開催する事例研究会である。毎月 1 回開催され、参加者は学会認定の自閉症スペクトラム支援士（expert）2 〜 3 名と様々な

現場（福祉施設、保育所、学校、病院など）の先生方で構成された。参加者は最大 20 名ほど、最少数名まで様々であった。特徴は、参加者が現場の先生方であるということから、事例発表者の過度な負担や個人情報の保護などを考慮して、基本的に配布資料は印刷せずペーパーレスにすること、参加者全員がなんらかの発言をすること、事例発表者が明日の指導に役立つものを持ち帰ることができるようにすることを旨とする事例研究会である。ともすると、事例研究会は事例発表者に対する批評・批判が中心となってしまう場合が多いように思うが、ここでの事例発表会はこの点よく工夫された研究会だったと言えよう。残念ながら中心メンバーの勤務事情などもあって、深い反省を込めて、中断してしまっている実情にある。

**名古屋で開催された研究大会**

2011（平成 23）年 9 月 10 日（土）及び 11 日（日）の 2 日間、名古屋国際会議場（白鳥センチュリープラザ）を会場に、第 10 回記念研究大会が開催された。大会テーマを「自閉症スペクトラムへの効果的アプローチ―役立つ治療教育を求めて」に設定し、大会会長には小林重雄先生（名古屋経済大学）に引き受けていただいた。記念講演は、「自閉症スペクトラムの精神医学 ―薬物療法の役割と位置づけ」と題して岡田俊先生（京都大学）にお願いした。特別講演は「災害と自閉症」と題して赤井陽介記者（朝日新聞）、大会企画シンポジウムは「行動論的アプローチは本当に治療教育に役立っているか」のほか、学会企画シンポジウム（1 件）、大会特別シンポジウム（1 件）、事例研究（2 件）、教育講座（2 件）、自主シンポジウム（11件）、口頭発表（31 件）、ポスター発表（47 件）と多彩で、参加者数も 1,000名を優に超える記念研究大会であった。運営に当たっても、支部事例研究会のメンバー、名古屋経済大学の学部・大学院学生、日本心理教育研究所スタッフなど多くの方々の協力があってこその大成功であったことに深く感謝している。この記念研究大会に先立つ平成 23 年 3 月 11 日に

は東日本大震災があり、東北地方太平洋沿岸部の街を津波が破壊し尽くす様子と福島第1原子力発電所におけるメルトダウン発生があった、まさにその同じ年に行われた記念研究大会であったこと、東北の震災と関連した赤井陽介記者の講演と共に忘れられない出来事である。

## 支部資格認定講座と並列開催された事例研究会

　東海支部の資格認定講座に並列されて事例研究会(学会本部が主催)が実施されるようになったのは、2009(平成21)年5月に開催された講座が初めてだったように思う。寺山事務局長の強い希望があったことと支部メンバーの協力があって、開催に漕ぎ着けた。通常資格認定講座では、希望者に修了試験が行われるが、これに並行する形で裏番組として実施された。自閉症スペクトラム支援士(expert)をスーパーバイザーとして、自閉症スペクトラム支援士(standard)以上の会員が5～6名参加する事例研究会で、2015(平成27)年の講座まで実施されたと思う。中断の理由は、講座運営スタッフの準備に対する時間不足が原因だったように思うが、思い起こせば誠に残念で深く反省しなければならない。しかし、この事例研究会は、これ以降白百合女子大学における資格認定講座や北海道支部でも実施されるようになってきていると認識している。この研究会を中断してしまっている支部関係者としては誠に忸怩たる思いを持ちながら、全国の各支部に発展的に実施されていくことを願っている。事例研究から得られるものを深く探究することは、これからの実践に大いに役立つと信じているからである。

## 結びにかえて

　JAAS(日本自閉症スペクトラム学会)は、研究者や教育・福祉・医療の実践家は勿論、ASD当事者やその保護者、行政担当者を会員とするわが国ではめずらしい学会で、会員数も年々増加してきているという。インクルーシブな社会の実現のためには望ましいと考えるが、当学会も20

周年を迎え、今後のさらなる発展のためには中心的な役割を担っていた
だいてきた先生方の世代交代も視野に入れて、今後の活動を展開してい
かなければならないと考える。

　日本自閉症スペクトラム学会のさらなる発展を願って、結びにかえた
いと思う。

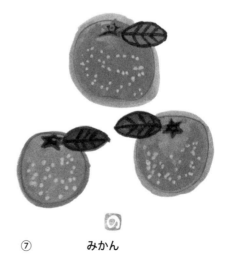

⑦　　　　　みかん

## 東北支部の誕生と経過

東北支部支部長　千田光久

## 1. 東北支部の誕生と経過

### (1) 第1回資格認定講座——秋田市で開催

　東北支部としての資格認定講座の第1回講座は、2009年6月に秋田市で開催された講座である。筆者は第1回講座には参加していないが、開催要項を見ると講師陣として現学会長である市川宏伸先生など現在も第1線で活躍なされている方々が講義を行っており、改めて当時から我が国の自閉症スペクトラムの研究を牽引している学会であることが窺われる。

### (2) 第2回資格認定講座——盛岡市で開催(以降、毎年盛岡市で開催)

　第2回講座は、2013年10月に盛岡市で開催された。筆者が東北支部運営に本格的に参画するようになったのは本講座からである。そのきっかけは、前年に岩手から学会事務局のある船橋市に出向き、寺山千代子事務局長に筆者が特別支援学校を定年退職した挨拶に伺ったことに始まる。寺山事務局長さんの「自閉症の子どもたちの幸せのために学会活動に協力をしていただきたい」との熱い思いに心を打たれたためである。第2回講座の参加者は約60名程であったが、社会貢献に寄与する学会であることを広く周知する必要があると考え、岩手県教育委員会事務局、岩手県立総合教育センター、岩手県内特別支援学校、大学など関係機関等に案内状を出して、教員や学生の方々に会場へ足を運んでいただき、総勢90名程の参加者数となった。

　この第2回講座には、TBS報道部の記者が2011年の東日本大震災で津波被災した学会員の取材に訪れ、講座受講者が真剣に学ぶ姿の撮影や、市川宏伸会長さんへのインタビューなどがなされた。後日、同局から特

集番組として全国放送されたことが記憶に強く焼き付いている。

　2013（平成 25）年以降は、毎年 9 月か 10 月に支部講座を開催し、講座運営が軌道に乗った。以下、2013 年以降の支部講座の軌跡について述べる。


### (3) 第 3 回資格認定講座——会員同士の交流会を設ける

　第 3 回講座は、2014（平成 26）年 9 月に開催をしたが、当初の申込み者は 30 名程度であった。学会の存在そのものの周知がまだまだ必要と考え、前年同様に自閉症スペクトラム関係者に声掛けをした結果、総勢 60 名程の参加者数となった。第 3 回講座の当初申込み者数が 30 名程と減少した要因を調べた結果、他の学会と日程が重複していた影響があったことがわかり、第 4 回以降の講座では、日程決定の際には他の学会日程を調べたうえで決定するように留意した。

　なお、第 3 回講座では、初日の講座終了後に懇親会を設け、会員同士の交流を深めた。交流会を設けた背景には東北 6 県の会員同士の交流と人的ネットワークを構築し、学会の周知と会員を増やしたいとの願いがあった。


### (4) 第 4 回資格認定講座——会員と講師の「フリートーキング」を設ける

　第 4 回講座は、2015（平成 27）年 9 月に開催をした。参加者 50 名程度となり、前年の 30 名程度から 20 名増に持ち直した。第 4 回講座からは、東北支部として初めて事例研究会を設定した。以降、東北支部では今日まで事例研究会を継続している。事例研究会は、会員が取得できる学会公認資格である自閉症スペクトラム支援士について STANDARD、ADVANCED、EXPERT と専門性を深めていくための必須の受講用件であり、この専門性を担保として会員が地域の自閉症スペクトラムの方々への支援を牽引していくことに繋がるものである。支部としては今後も継続していきたいとの願いがある。

　この講座では、会員が講座の講義を聴くだけではなく、講座講師と

直接に対話ができるようにと講座初日の日程終了後に会員と講師の「フリートーキング」の場を設けた。15名程の参加があり、会員が個人的に考えていることなどを述べ、講師の方にはご多用にもかかわらず熱心に対応していただきありがたい限りであった。

### (5) 第5回資格認定講座——東日本大震災から5年　ASD児・者への支援

第5回講座は、2016（平成28）年9月に開催をした。参加者は前年同様に50名程度であった。この講座では、東日本大震災発生から5年を迎える年となったことから、講座内容は児童精神科医の「被災した発達障害児の支援の現状と今後の支援」やASD児・者を支援するNPO法人代表の「被災地の発達障害児への福祉サイドからの支援の現状」など講義を設けた。

なお、この講座開始の前月に東北・北海道に大きな被害をもたらした台風10号により救護施設が浸水した岩手県社会福祉事業団に義援金を東北支部として10月に届けたが、その義援金は講座に参加した会員からの義援金であったことを記録として本稿にとどめることとする。

### (6) 第6回資格認定講座——これまででもっとも多い70名程の参加者

第6回講座は、2017（平成29）年9月30日、10月1日に開催をした。参加者はこれまでで最も多い70名程の人数となった。もっとも多い参加者の要因となった背景には、著名な講師陣をもって講座を開催したということが挙げられるのではないかと捉えている。東北地区は首都圏から離れており、中央から著名な講師を招聘することが多いと言えない地理的事情がある。そのことを勘案しての講師布陣であった。このことが実現できたことは、ひとえに寺山千代子事務局長さんの東北支部講座運営にご理解があったからこそ実現ができたと認識している。このような講師陣を招聘しての講座は毎年のように開催はできないが、本学会には我が国の代表する自閉症スペクトラムの研究者が多く所属しているとい

う組織としての強みを活かしていきたいと考えている。

　なお、この講座では休憩時間を利用して東北支部総会を開催し、翌年8月に岩手県花巻市で開催予定となっている「日本自閉症スペクトラム学会第17回研究大会」の成功に向けて、東北支部の会員の結束の場とした。


### (7) 第7回資格認定講座——ASD の方々の芸術性と QOL

　第7回講座は、2018（平成30）年の17回研究大会を岩手県で開催したことにより、1年空けて2019（令和元）年10月に開催をした。参加者は約50名程であった。この講座では、自閉症スペクトラムの方々の芸術が高く評価されつつあることを勘案して、障害者施設長による「ASDの方のボーダレス・アート」の講義を設けた。自閉症スペクトラムの方々が有している芸術性はもとより、生活の質（QOL）を高めていくために、今後も講座の中に用意したいと考える。

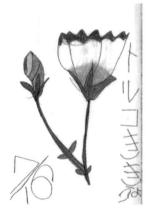

⑧　トルコききょう

## 九州支部の誕生と経過

九州支部支部長　大隈紘子

　日本自閉症スペクトラム学会九州支部の誕生は、本学会初代会長の故中根晃先生と本学会事務局長の寺山千代子先生から、九州地区での自閉症研究の第一人者である村田豊久先生（元九州大学）に九州支部を作ってほしいとの話が始まりでした。こうして2010（平成22）年5月に九州支部が誕生し、初代支部長に村田豊久先生が就任しました。事務局長には楠峰光先生（社会福祉法人玄洋会）が就任しました。

　その後、2012（平成24）年度から第2代目の九州支部長に大隈紘子（現山本病院）がなっています。九州支部の事務局長は引き続き楠峰光先生ですが、事務局の実務は池田顕吾先生（福岡市東区第1障がい者基幹相談支援センター）を中心におこなっています。

　九州支部として深く感じることは、本学会の事務局長寺山千代子先生が、九州支部が立派に活動できるように、たびたび九州まで来られて実情を把握し、本部に帰られてからもいろいろとご支援をしていただいていることです。毎年実施している九州支部の資格認定講座の講師の推薦を、医療や心理関係者のみならず、日本中から幅広く教育行政（文部科学省を含む）の関係者、特別支援教育の関係者、あるいは福祉関係者等の第一人者を把握して推薦してくださっています。これまで九州の各地で開催されたほとんどの九州支部の資格認定講座にも、寺山事務局長は来てくださっています。講師の先生方に挨拶され、実際の講義もできる限り聞いて下さり、さらには資格認定講座の第1日目の夕方に、受講生と講師の先生と事務局で行う恒例の懇親会にまでも出席してくださっています。このように、隅々まで九州支部の実情を把握してくださっています。寺山先生が来てくださると事務局もなんとなく嬉しくなるのですが、今後は寺山先生に遠くからでも安心してみていられる九州支部に成長し

64

なくてはと思っています。本学会を自閉症スペクトラム障害の子供や成人にかかわるすべての分野の人々に、彼ら（彼女ら）を正しく理解し、彼らを（彼女ら）好きになって、日々の実践を工夫できるようになれる学会にしたいと、寺山先生が静かに奮闘し続けていることが私たちにも確かに伝わっています。寺山先生の本学会の事務局長としてこれまで20年間活動している基本精神を、私たち九州支部の者も今後も末永く継承していきたいと思っています。

　ところで、九州地区、あるいは九州・山口地区の学会や研究会では、九州・山口各県の持ち回りで開催されているものが従来から多くあります。そこで、九州支部の資格認定講座も毎年各県持ち回りで開催することにしました。九州支部第1回資格認定講座は2008（平成20）年に福岡県（福岡市）で開催しました。九州支部第9回資格認定講座は2019（令和元）年に宮崎県（都城市）で開催しました。これで九州全県を回りました。

　以下に、第1回から第9回までの九州支部資格認定講座の概要を記します。なお、講師の先生方は順不同にて記しますのでご容赦ください。

　九州支部第1回資格認定講座（福岡リーセントホテル）2010（平成22）年5月
　　講師：中根晃、村田豊久、野村東助、梅永雄二、大南英明、鼎談（楠峰光、滝口龍國、谷川知士）
　九州支部第2回資格認定講座（西南学院大学）2011（平成23）年10月
　　講師：森孝一、大隈紘子、髙原朗子、野口幸弘、伊藤健次、井上哲雄
　九州支部第3回資格認定講座（別府大学）2012（平成24）年11月
　　講師：大隈紘子、野口幸弘、小林重雄、五十嵐康郎、納富恵子、石川須美子
　九州支部第4回資格認定講座（熊本大学）2013（平成25）年11月
　　講師：園山繁樹、髙原朗子、十島雍蔵、楠峰光、若松昭彦、本田秀夫
　九州支部第5回資格認定講座（長崎大学）2014（平成26）年11月
　　講師：宮崎千明、池田顕吾、大隈紘子、渡部匡隆、岩永竜一郎、肥後祥治

九州支部第 6 回資格認定講座 (鹿児島大学) 2015 (平成 27) 年 11 月

　　講師：成田孝、井上哲雄、瀬口康昌、大隈紘子、髙原朗子、肥後祥治

九州支部第 7 回資格認定講座 (佐賀大学) 2016 (平成 28) 年 11 月

　　講師：松山郁夫、中島範子、髙原朗子、池田顕吾、中庭洋一、

　　　　　若松昭彦、野口幸弘

九州支部第 8 回資格認定講座 (沖縄国際大学) 2018 (平成 30) 年 11 月

　　講師：宮崎千明、池田顕吾、東條吉邦、野村れいか、倉光晃子、

　　　　　髙原朗子

九州支部第 9 回資格認定講座 (南九州大学都城キャンパス) 2019 (令和元) 年 11 月

　　講師：市川宏伸、髙原朗子、坂井聡、大隈紘子、水野敦之、

　　　　　豊留かく子、石本隆士

　今年 2020 (令和 2) 年から九州地区資格認定講座の 2 巡目に入る予定でした。ところが、全く予期していなかった新型コロナウイルス感染症の流行のために、令和 2 年の九州地区資格認定講座は中止となりました。新型コロナウイルス感染症の終息を待って、2 巡目の資格認定講座を始めます。

　ところで、九州支部では資格認定講座の第 1 日の夕方に、受講生、講師の先生たちと恒例の懇親会をしています。開催地の会場確保に尽力された講師の先生方に、懇親会の場所も推薦していただいています。和気あいあいの楽しい会で、各県の会員との交流にもなっています。印象に残っていることは、沖縄での懇親会の時に、石垣島からの受講生が沖縄で開催されたので受講できて良かったと語ってくれたことです。また、受講された方が学会に新規入会されたりして、新たな会員の開拓にもつながっています。各県を回りながらの資格認定講座の開催は会場確保等の課題があります。しかしながら、九州支部では今後も各県を頑張って巡回しながら資格認定講座を開催しようと思っています。

　日本自閉症スペクトラム学会第 16 回研究大会を 2017 (平成 29) 年 11 月

2日～3日に、九州支部で開催しました。会場は福岡国際会議場（福岡市）で、参加者は831名でした。基調講演は村田豊久先生（前九州大学）に、特別講演は宮崎千明先生（福岡市立心身障がい福祉センター）に、特別教育講演は田中裕一先生（文部科学省）にしていただきました。大会企画シンポジュームは肥後祥治先生の司会で、シンポジスト（前田潤、松本慎太郎、田中真理、森孝一）の先生達の「自閉スペクトラム症の人々と自然災害」についての実践報告がありました。

　「資格取得者のための研修会」を、2018（平成30）年11月10日に九州支部で開催しました。当日の参加者は19名でした。会場は、社会福祉法人玄洋会（福岡県宗像市）の各施設でした。午前中の講義は髙原朗子先生（熊本大学）と村田豊久先生（前九州大学）にしていただきました。午後は障害者支援施設「昭和学園」に移動し、昭和学園と共同生活援助「安ら居」の施設見学をおこない、施設利用者との交流をしました。その後、意見交換会をおこない、高齢化する利用者の成人後見の問題等について活発な質疑応答がありました。

　以上で、本学会の九州支部の誕生と経過を終わります。

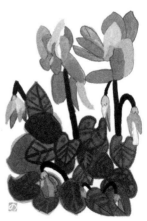

⑨　シクラメン

# 関東甲信越支部の発足

関東甲信越支部　計野浩一郎・大久保道子

　自閉症スペクトラム学会の本部事務局が千葉県船橋市に所在することから、学会発足以来本部が関東支部の役割を担っていたが、会員の増加に伴い、関東地方にも支部が必要ではないかとの声が上ってきた。検討の結果、関東1都5県だけでなく山梨県、長野県、新潟県も加え、関東甲信越支部を立ち上げることが決定した。

　2017（平成29）年5月7日（日）、関東甲信越支部第1回支部総会が武蔵野東学園（東京都武蔵野市）にて開催された。支部長に本田秀夫氏（信州大学医学部附属病院子どものこころ診療部）、副支部長に五十嵐一枝（白百合女子大学）、事務局長に計野浩一郎（武蔵野東教育センター）が任命された。また、同日に本田秀夫支部長による「自閉症スペクトラムの人たちへの支援―今後の方向性―」と題する講演が行われ、参加者の研修の機会ともなった。これにより、全国8支部（北海道、東北、北陸、東海、近畿、中国・四国、九州、そして関東甲信越）の活動が可能となり、支部ごとに資格認定講座の開催や事例研究会等を実施し、全国の会員が自閉症スペクトラム児者の方々の理解を深め、よりよい支援の方法を勉強できる土壌が整った。

　2018年度より関東甲信越支部主催の資格認定講座が実施されるようになった。第1回関東甲信越支部資格認定講座は2018年8月25日（土）、26日（日）に白百合女子大学（東京都調布市）にて開催され、教育・医療・福祉・心理・アセスメント領域の講座が行われた。また、事例研究会も同日実施された。続いて同年12月22日（土）、23日（日）に第2回関東甲信越支部資格認定講座が白百合女子大学にて開催された。翌年には2019（令和元）年12月21日（土）、22日（日）に第3回関東甲信越支部資格認定講座が白百合女子大学にて実施された。

　2019（令和元）年 8 月 31 日（土）、9 月 1 日（日）の 2 日間、第 18 回研究大会が明治学院大学（東京都港区）にて開催された。大会会長は宮﨑眞氏（明治学院大学）、大会メインテーマは「豊かな共生社会をめざして―いろいろの立場の人たちとの連携を考える―」であった。研究大会では、研究発表、基調講演、特別講演、学会企画シンポジウム、自主シンポジウム、学会員懇親会が行われた。この研究大会では、大会会長のもと、関東甲信越支部の会員が実行委員の役割を担い、会場の明治学院大学に何度も足を運んで綿密に準備を行った。当日は、多くの参加者が全国各地から参加し、研究大会は盛況のうち無事終了した。

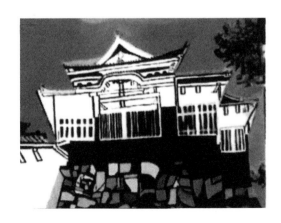

⑩　　　　　　　　　備中松山城

# III
# 運営体制の充実

## 1.　資格認定制度

# (1) 資格認定制度の導入

日本自閉症スペクトラム学会会長　市川宏伸

## 1　はじめに

　2000（平成12）年6月に自閉症スペクトラム障害教育研究会が発足して
から2年後の2002（平成14）年3月の総会で、「自閉症スペクトラム障害
教育研究会」から「日本自閉症スペクトラム学会」への移行が承認された。
2002年10月に第1回の研究大会が武蔵野東学園で開かれ、「自閉症スペ
クトラム研究」の創刊号が11月20日に刊行された。

　これらに並行して、自閉症スペクトラム児者の教育を行う者のスキル
アップを目指して、2003（平成15）年8月9日の合同役員会で自閉症スペ
クトラム支援士資格認定制度の導入が決まり、12月14日に資格認定準
備会が東京ガーデンパレスで開催された。出席者は大南英明、今野義孝、
中根晃、野村東助、寺山千代子、山邉雅司、（事務局）計野浩一郎、大久
保道子であった。2004（平成16）年1月31日に第1回資格認定委員会が
学士会館分館で開催され、委員長に市川宏伸、副委員長に野村東助、太
田昌孝が選出された。第2回資格認定委員会が東京ガーデンパレスで開
催され、資格の名称、資格認定委員会規定、資格認定要件の検討が行われ、
同時に資格認定講座の開催が決められた。第3回資格認定員会は8月7
日に文教大学で開催され、認定要件、認定講座の内容、認定講座用のテ
キストの作成が決められた。第4回資格認定員会は12月4日に学士会
館分館で行われ、学生の資格取得、資格認定審査委員会の設立が決まっ
た。2005（平成17）年3月の委員会で、自閉症スペクトラム支援士資格認
定制度細則、自閉症スペクトラム支援士申請者の審査などが決められた。

　これに並行して、2003（平成15）年11月22、23日に第1回資格認定講

座（研修会）、2005（平成 17）年 1 月 15、16 日に第 2 回資格認定講座、5 月
21、22 日に第 3 回資格認定講座が武蔵野東学園本館で、第 4 回資格認
定講座が白百合女子大学で開催された。2005 年 7 月 30 日には日本自閉
症スペクトラム学会北海道支部が設立され、7 月 30 日、31 日に北海道
夏季研修セミナーが開催されたが、これは資格認定講座を兼ねていた。
東京以外の方も資格認定を受けやすくなった。この後、2006（平成 18）年
11 月 25、26 日に近畿・中国支部、2007（平成 19）年 8 月 25、26 日に北陸
支部、2009（平成 21）年 5 月 23、24 日に東海支部、6 月 6、7 日に東北支部、
2010（平成 22）年 5 月 15、16 日に九州支部、2011（平成 23）年 11 月 19、20
日に中国支部、12 月 3、4 日に近畿支部、2014（平成 26）年 5 月 10、11 日
に東北支部、2017（平成 29）年 12 月 16、17 日に関東・甲信支部で認定講
座が始まっている。本部主催（EXPERT 対象、テレビ会議システム利用を含
む）、支部主催のものが毎年開かれている。

## 2　自閉症スペクトラム支援士

　これらの詳細については、日本自閉症スペクトラム学会のホームペー
ジをご参照ください。

### 1. 資格要件

　日本自閉症スペクトラム学会の会員（個人会員）で、次のいずれかを満
たしている必要があります。学校教員、公的児童相談機関職員、保育所・
児童福祉施設職員、自閉症に関連する医療機関職員、関連資格を持つ者
など。

### 2. 種　類

・自閉症スペクトラム支援士（STANDARD）
自閉症の理解と支援に関する基本的な知識を有しており、自閉症児者

への支援を一定期間行っている人材であることを示す。

• 自閉症スペクトラム支援士（ADVANCED）

　豊富な実践経験を生かし、学校や職場でリーダーとして活躍できる人材であることを示す。

• 自閉症スペクトラム支援士（EXPERT）

　専門性を生かし、研修会等で講師あるいは学校や職場においてコーディネーターとして、また後進の指導に当たることができる人であることを示す。

• AS サポーター（学生対象）

　独特な世界に生きる自閉症スペクトラムの人たちが、社会で心地よく生活できるようにサポートする人のことを言います。自閉症スペクトラム児者の独特な感じ方やニーズを理解し、より良いサポートの方法を考え、実施していくための基本的な専門知識と経験をもつ学生に、AS サポーターの資格を発行しています。

## 3. 認定講座の内容

　自閉症スペクトラム障害の裾野は広く、様々な分野に及んでいます。従って、医療、教育、福祉、心理、アセスメントなどに加え、関連領域として、司法、歯科、栄養などについて、その分野の識者に講師を務めていただいています。

# (2) 資格認定委員会について

資格認定委員会副委員長　前田宣子

　2004（平成16）年1月に第1回の資格認定委員会が発足してから、2019（令和元）年8月で33回の資格認定委員会が開催されています。発足当時は、多くの先生方のご協力を得て、資格認定委員会規定や、自閉症スペクトラム支援士資格認定制度細則、学会倫理綱領・倫理規定が作成され、それに基づいて、資格認定講座が開催されてきています。徐々に全国で地方支部が発足し、現在では、多くの会員の方々が自閉症スペクトラム支援士資格を保有されておられます。2019（令和元）年8月の自閉症スペクトラム支援士認定者数は、STANDARD が1547名、ADVANCED が83名、EXPERT が148名、AS サポーターが649名となっております。

　私は、昨年初めて、本部事務局で資格認定申請書類の確認業務に携わりました。会員の方から提出された申請書類、免許証（写し可）、受講証明、実習証明、発表資料、修了試験合格証明等、それぞれの支援士認定に必要な条件を満たしているかを確認し、一人ひとりのチェックリストを作成していきました。この業務はかなりの時間と労力を有するだけではなく、とても神経を使うことが分かり、本部事務局の方々のこれまでのご尽力に感謝の思いを深くしました。と、同時に、各資格の認定要件を見直し、必要な申請書類の簡素化を図ることが必要であると感じました。

　また、もう1つの課題として感じていますことは、資格認定講座の内容に関する支部間の相違や偏りの解消です。できるだけ均質な講座内容で実施でき、講座終了後の修了試験も均一性のある内容で実施されることが重要であると考えます。そこで、資格認定委員会で、過去の試験問題を集約し、試験問題サンプルを作成して、一定の基準が担保された共通の試験問題をどの支部でも使用していくことを検討していくことが必要であると考えています。

## 資格認定委員会の歩み

### 第1回資格認定委員会
期日：2004（平成16）年1月31日
会場：学士会館分館
出席者数：28名
議案：委員長・副委員長の決定、資格
　　名称案、資格認定制度案

### 第2回資格認定委員会
期日：2004年6月12日
会場：東京ガーデンパレス
出席者数：32名
議案：資格名称決定、資格認定委員会
　　規定承認、資格認定要件検討・資格
　　認定講座の調整、研修会について

### 第3回資格認定委員会
期日：2004年8月7日
会場：立教大学
出席者数：33名
議案：自閉症スペクトラム支援士資格
　　認定委員の増員、資格認定要件、認
　　定講座の内容、資格認定講座用テキ
　　ストの作成について

### 第4回資格認定委員会
期日：2004年12月4日
会場：学士会館分館
出席者数：30名
議案：資格認定委員の増員、資格認定
　　制度、学生の資格取得について、資
　　格認定審査委員会の設立

### 第5回資格認定委員会
期日：2005（平成17）年3月12日
会場：東京ガーデンパレス
出席者数：26名
議案：資格認定委員の増員、自閉症ス
　　ペクトラム支援士資格認定制度細則、
　　学生の資格取得について、自閉症ス
　　ペクトラム支援士申請者の審査、実
　　習先について、資格取得までの道の

り、資格認定講座用テキストの作成
経過について

### 第6回資格認定委員会
期日：2005年8月27日
会場：白百合女子大学
出席者数：29名
議案：自閉症スペクトラム支援士資格
　　要件の確認、自閉症スペクトラム支
　　援士申請者の審査、北海道支部研究
　　大会の報告、学生のための資格（AS
　　サポーター）について、資格認定講座
　　について、資格認定講座用テキスト
　　の進捗状況について、自閉症スペク
　　トラム用語集について

### 第7回資格認定委員会
期日：2005年12月11日
会場：武蔵野東学園
出席者数：27名
議案：自閉症スペクトラム支援士審査、
　　EXPERT面接試験について、住所の
　　移転について（専用電話・FAXの設
　　置）、自閉症スペクトラム支援士資格
　　認定講座用テキストの発刊について、
　　自閉症スペクトラム用語集の発刊予
　　定について

### 第8回資格認定委員会
期日：2006（平成18）年3月11日
会場：武蔵野東教育センター
出席者数：21名
議案：自閉症スペクトラム支援士審査、
　　学会倫理綱領・倫理規定、北海道支
　　部より報告及び要望

### 第9回資格認定委員会
期日：2007（平成19）年3月11日
会場：東京ガーデンパレス
出席者数：26名
議案：自閉症スペクトラム支援士認定

審査・自閉症スペクトラム支援士の承認について、平成 19 年度の資格認定講座について、他機関との連携について、個人情報保護の観点から支援士の名簿の取り扱いについて

## 第 10 回資格認定委員会

期日：2007 年 8 月 25 日

会場：帝京大学

出席者数：31 名

議案：自閉症スペクトラム支援士審査について、資格認定制度改定のための委員会について

## 第 11 回資格認定委員会

期日：2007 年 12 月 22 日

会場：アルカディア市ヶ谷

出席者数：20 名

議案：自閉症スペクトラム支援士・ASサポーターの認定、東海支部の発足について、資格認定制度改正委員会（ワーキンググループ）について、第 1 回東海支部資格認定講座の開催

## 第 12 回資格認定委員会

期日：2008（平成 20）年 4 月 12 日

会場：アルカディア市ヶ谷

出席者数：33 名

議案：自閉症スペクトラム支援士資格認定について、資格要件等改定について、研修会（資格認定講座）について、資格認定委員会審査について

## 第 13 回資格認定委員会

期日：2008 年 9 月 13 日

会場：東北大学

出席者数：29 名

議案：自閉症スペクトラム支援士審査について

## 第 14 回資格認定委員会

期日：2009（平成 21）年 3 月 15 日

会場：アルカディア市ヶ谷

出席者数：14 名

議案：自閉症スペクトラム支援士資格認定の審査、資格認定講座について、資格認定委員会審査の方法について、事例研究会の実施と事例集作成について、エキスパート研修会について

## 第 15 回資格認定委員会

期日：2009 年 8 月 29 日

会場：福井大学

出席者数：10 名

議案：自閉症スペクトラム支援士資格審査について

## 第 16 回資格認定委員会

期日：2010（平成 22）年 9 月 11 日

会場：栃木県教育会館

出席者数：36 名

議案：自閉症スペクトラム支援士・ASサポーターの審査、資格認定講座の予定について、平成 23 年度資格認定講座案について、エキスパート研修会（事例研究会を中心に）

報告：九州支部資格認定講座の開講について、実践報告集の刊行について

## 第 17 回資格認定委員会

期日：2011（平成 23）年 3 月 12 日

会場：弘済会館

出席者数：31 名

議案：自閉症スペクトラム支援士・ASサポーターの審査、テレビ会議システム利用資格認定講座、実習計画案について、資格認定委員の組織変更、新しい事例研究会の持ち方について

## 第 18 回資格認定委員会

期日：2011 年 9 月 10 日

会場：名古屋国際会議場

出席者数：29 名

議案：自閉症スペクトラム支援士・AS

サポーターの審査、平成 23 年度資格
認定講座予定について

## 第 19 回資格認定委員会

期日：2012（平成 24）年 3 月 10 日

会場：弘済会館

出席者数：28 名

議案：自閉症スペクトラム支援士・AS
サポーターの審査、平成 24 年度活動
計画について、テレビ会議システム
利用資格認定講座実施・アンケート
結果について、第 11 回研究大会につ
いて

## 第 20 回資格認定委員会

期日：2012 年 8 月 24 日

会場：つくば国際会議場

出席者数：11 名

議案：自閉症スペクトラム支援士・AS
サポーターの審査について、平成 24
年度資格認定講座予定の承認について

## 第 21 回資格認定委員会

期日：2013（平成 25）年 3 月 9 日

会場：弘済会館

出席者数：29 名

議案：自閉症スペクトラム支援士資格
認定、第 12 回研究大会開催について、
東北支部資格認定講座の開催の承認

## 第 22 回資格認定委員会

期日：2013 年 8 月 18 日

会場：横浜国立大学

出席者数：18 名

議案：自閉症スペクトラム支援士・AS
サポーターの審査、平成 25 年度資格
認定講座予定について、『自閉症スペ
クトラム支援士申請の手引き』の修正
について

## 第 23 回資格認定委員会

期日：2014（平成 26）年 3 月 16 日

会場：弘済会館

出席者数：21 名

議案：自閉症スペクトラム支援士・AS
サポーターの審査、資格認定講座の
日程、資格認定講座における講師の
依頼、エキスパート面接方法につい
て、エキスパート資格取得者研修に
ついて

報告：世界自閉症啓発デー（2014 年 3
月 29 日）共催について、発達障害啓
発週間について

## 第 24 回資格認定委員会

期日：2014 年 8 月 23 日

会場：立命館大学

出席者数：19 名

議案：自閉症スペクトラム支援士・AS
サポーターの審査

報告：資格取得者のための研修会につ
いて、東海支部第 7 回・北陸支部第 8
回資格認定講座、北海道支部第 11 回
資格認定講座、第 23 回資格認定講座

## 第 25 回資格認定委員会

期日：2015（平成 27）年 3 月 28 日

会場：弘済会館

出席者数：20 名

議案：自閉症スペクトラム支援士・AS
サポーターの審査、資格認定講座の
日程、第 14 回研究大会について

報告：世界自閉症啓発デーについて

## 第 26 回資格認定委員会

期日：2015 年 8 月 22 日

会場：札幌学院大学

出席者数：16 名

議案：自閉症スペクトラム支援士・AS
サポーターの審査、平成 27 年度資格
認定講座今後の予定について

報告：平成 27 年度資格認定講座報告に
ついて

## 第 27 回資格認定委員会
期日：2016（平成 28）年 3 月 5 日
会場：弘済会館
出席者数：16 名
議案：自閉症スペクトラム支援士・AS
　　　サポーターの審査、資格認定講座の
　　　日程、第 15 回研究大会について
報告：世界自閉症啓発デー・発達障害
　　　啓発週間について

## 第 28 回資格認定委員会
期日：2016 年 8 月 27 日
会場：白百合女子大学
出席者数：19 名
議案：資格認定委員長の選任、自閉症
　　　スペクトラム支援士・AS サポーター
　　　の審査、平成 28 年度資格認定講座今
　　　後の予定について
報告：平成 28 年度資格認定講座報告に
　　　ついて

## 第 29 回資格認定委員会
期日：2017（平成 29）年 3 月 11 日
会場：弘済会館
出席者数：19 名
議案：自閉症スペクトラム支援士・AS
　　　サポーターの審査、資格認定講座の
　　　日程、第 16 回研究大会について
報告：世界自閉症啓発デー・発達障害
　　　啓発週間について

## 第 30 回資格認定委員会
期日：2017 年 9 月 2 日
会場：福岡国際会議場
出席者数：12 名
議案：自閉症スペクトラム支援士・AS
　　　サポーターの審査、平成 29 年度資格
　　　認定講座今後の予定について
報告：平成 29 年度資格認定講座報告に
　　　ついて

## 第 31 回資格認定委員会
期日：2018（平成 30）年 3 月 10 日
会場：弘済会館
出席者数：17 名
議案：自閉症スペクトラム支援士・AS
　　　サポーターの審査、資格認定講座の
　　　日程、第 17 回研究大会について
報告：世界自閉症啓発デー・発達障害
　　　啓発週間について

## 第 32 回資格認定委員会
期日：2019（令和元）年 8 月 31 日
会場：明治学院大学
出席者数：12 名
議案：自閉症スペクトラム支援士・AS
　　　サポーターの審査、令和元年度資格
　　　認定講座今後の予定について
報告：令和元年度資格認定講座報告に
　　　ついて

## (3) ＡＳサポーター

星槎グループ　松本幸広

　ASサポーターとは、独特な世界に生きる自閉症スペクトラムの人たちが、社会で心地よく生活できるようにサポートする人のことをいいます。自閉症スペクトラムの独特な感じ方やニーズを理解し、より良いサポートの方法を考え、実施していくための基本的な専門知識と経験をもつ学生に、学会ではASサポーターの資格を2006年から発行しています。

　このように、ASサポーターは学生の資格として設計され、大学等で学会が認めた科目の受講を基礎に、実習と試験を経て審査の上認定されますが、この資格は自閉症スペクトラム支援士へのいわば導入の資格にもなっています。

　2019（令和元）年までに654人の方が認定されていますが、この中で過半数を大きく超える方々が在籍しているのが、星槎大学です。通信制課程を核とした大学で、それゆえに、他の大学とは異なり、学生の年齢は30歳代を中心とした社会人になります。

　この星槎大学の資格取得者の動向を、資格制度設立の時期から概観していきます。ASサポーターの資格を認定された学生の社会的立場を職種ごとに区分すると、初等教育関連の職にある者が38％、中等教育関連職が13％、特別支援教育関連職が10％、その他が39％でした。また、資格認定に際して実習を要する者の割合は、次のページのグラフの様に全般的には増加するように推移しています。ASサポーターの認定では、実践の現場で自閉症児者の支援にあたっている方の実習は免除されますので、自閉症児者のいる現場の方の資格取得から、目の前に対象の児者はいないが、これから関わっていこうという方の資格取得が増加しているということを示しています。

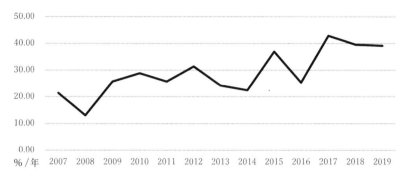

**資格認定希望者のうち実習が必要である方の割合の推移**

また、このことは、次に示すデータからも明らかです。

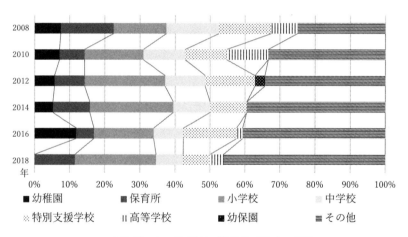

■幼稚園　　　　■保育所　　　　■小学校　　　　□中学校
▨特別支援学校　‖高等学校　　　■幼保園　　　　▤その他

**ＡＳサポーター取得者の職業構成比率の推移**

　今までに資格を取得した方の職業の構成比は前述の通りですが、その従事している職業に関しても、学校等の教員から一般の方を含む広い層へ広がっていく傾向がこのグラフから明らかです。具体的には、幼小中高特別支援学校の勤務者の割合が減る一方で、その他の区分の方の比率が年々大きくなっています。母数はどの年度もおおよそ 40 名前後になります。

　いずれにせよ、主婦を含むこれから自閉症児者を理解しようとする職業従事者が学びを実現するには、通信制大学の仕組みを活かすことが現実的だと考えられます。通信制大学の特徴でもある、いつでも、だれでも、どこでも学べるということは、社会を変えていくための重要なシステムとなるでしょう。そして、自閉症児者への理解をより社会で広めていくためにも、AS サポーター資格と通信制大学のコラボレーションは大きな意味を持つ組み合わせであると考えています。

　Education 2030：Towards inclusive and equitable quality education and lifelong learning for all

　学び続けることで、社会を変えていきましょう。

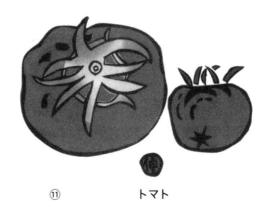

⑪　　　　　トマト

## 2. 紀要編集から

# (1) 学会誌「自閉症スペクトラム研究」の発展を願って

編集委員長　井上雅彦

　2017（平成29）年より今野義孝先生の後を引き継ぎ自閉症スペクトラム研究の編集委員長を務めさせていただいています。本誌の歴史をたどれば、初代編集委員長の東條吉邦先生（第1巻〜10巻；2002年〜2013年）により最初の編集委員会が立ち上げられ、創刊からの基礎を作っていただきました。その後、実践的な研究を主軸として本誌の特徴づけをされていったのが二代目編集委員長の小林重雄先生（第11巻〜第12巻1号；2013年〜2014年11月）でした。三代目の編集委員長である今野義孝先生（第12巻2号〜第15巻1号（2014年〜2017年9月）はそれをさらに発展させてこられました。また別冊実践報告集は第1集を大南英明先生（2010年8月）、第2集〜第4集を小林重雄先生（2012年3月〜2013年3月）を代表として発刊されました。現在、実践報告は本誌の中に掲載しております。

　本学会はその構成員のほとんどが自閉症スペクトラム支援士の資格保持者であることから、現場での実践的な研究を重視するという伝統が作られ、引き継がれてきています。

　2017年に期せずして編集委員長を拝命したため、先の編集委員長や編集委員の先生方の進め方など、細々としたことを金剛出版の方々にお尋ねしつつ、副編集委員長の本田秀夫先生と近藤裕彦先生にお知恵をお借りしながら、曖昧だった部分のルール化を今日まで進めてきました。

　本誌では、投稿者が実践的な研究論文を投稿する際に、原著、実践研究、実践報告の3種別から選択できます。原著論文はオリジナリティが高いことはもちろん、客観的なデータと優れた論理構成による学術的に高い価値を持つ論文です。これに対して実践報告は現場での工夫や他の会員に対する有用性といった実践的価値を重視しています。読み手であ

る現場の支援者とその事例を共有し、実践意欲を掻き立てられるような
強い熱意と生々しさが感じられる実践記録です。実践研究はそのような
実践の中でもデータの客観性や指導手続きの再現性といった実践を科学
する視点が求められます。

　3種類も種別があって分かりづらいと言う声もありますが、学術論文
といったものになじみのない現場の支援者も実践報告からトライするこ
とができます。実践研究、原著論文へと読み進め、また投稿をステップ
アップされていくことが期待されます。また投稿者を育てるための取り
組みとして、昨年度の学会大会から編集委員会主催の論文執筆のための
ワークショップを開始しました。第一回目は「研究倫理」というテーマ
を取り上げました。次回以降も投稿者のステップアップに役立つ企画を
作っていく予定にしております。

　2018年度からはインターネットによる論文検索と配信ツールである
J-STAGE に登録し、インターネットから過去の論文も見られるように
しました。最新号は冊子媒体でしか読めませんが、それ以外の論文は同
じニーズを持つ支援者の人たちに広く読んでいただけるようになり、投
稿者の動機付けにもなっています。アクセス統計を見てみますと英文サ
マリーにもかなりのアクセスがあることがわかってきました。本誌の国
際化に向けて原著論文以外の種別の論文に関してもできるだけ英文サマ
リーをつけていただけるよう編集委員会で議論をしているところです。

　20周年を迎えるにあたり、本誌も少しずつではありますが、学術雑
誌としての特徴や個性が定着しつつあります。幅広い現場からの実践を
掲載しつつ、質の高い学術研究の発表の場として、論文賞も創設してお
ります。最近は実践報告を中心として実力ある常連投稿者も増えてきま
した。これも編集委員の先生方の教育的な査読の効果だと思います。投
稿者と読者を共に育てる学会誌として、そしてなにより自閉症スペクト
ラムのある人々、家族、支援者に幸福への価値をとどけられる学術誌と
して発展し続けることを願っております。

# IV
## ご逝去された方々の思い出

# 中根晃先生の思い出

むさしの小児発達クリニック　川﨑葉子

　中根先生が突然いなくなられた時はびっくりしました。いつまでもお元気でいてくださり、もっといろいろ教えていただきたいことがあった、と残念でならない思いが、今でも湧き上がってきます。先生ご自身もやりたいことがたくさんおありだったと拝察いたします。

　最初にお目にかかったのは、学生時代、児童精神科の勉強がどこで出来るだろうか、と施設見学をしていた時でした。梅ヶ丘病院をお訪ねしたとき、中根先生が案内をしてくださいました。穏やかなご様子に居心地の良さを感じたことを覚えています。

　その後色々な集まりで先生のお姿を拝見し、近寄りがたくもありましたが、声をかけさせていただくと、穏やかに、ですが、学究肌のお人柄そのままに学問のこと、自閉症のことをお話しくださいました。中根先生の「自閉症研究」の御本は、自閉症のことがよくわからない私にとって教科書でした。そして、たくさん書かれている診療でのエピソードが、自分が診療で経験していることと重なっていて、「先生の書かれていることは本物だ！」と、意を強くしたものです。

　先生は、自閉症の事だけでなく、その他の学問のこともお話になり、「僕は今〈ゼロ〉について考えている」と。私には、具体的な臨床の事以外は正直ちんぷんかんぷんですので、才能があるということは、こういうことなのだと、次元の違う思考について、わからないなりに聞かせていただきました。そして、自分が自閉症の臨床で「見つけた！」ということをご報告し、賛同していただいたり、指摘していただいたりが楽しみでした。もっと先生に、自閉症の臨床のことも、学問のこともうかがいたかったです。

　きっと天国で、ご自分が出会われた自閉症の人たちとご家族、支援側

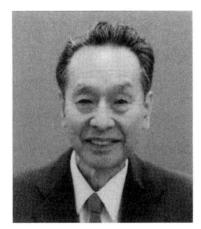

中根晃先生

にいる私たちのことを見ていてくださり、先生の鋭く優しい視点で、色々思われているのだろうと。臨床も研究も大事にする、という先生のご意向を私たちは引き継いで、自閉症の方々、ご家族の応援団になれるよう務めることが、先生が望まれることだろうと、改めて思いをいたします。

# 中根晃先生との思い出

事務局長　寺山千代子

　初めて先生にお目にかかったのは、国立教育会館で、岩崎学術出版の編集の打ち合わせの折だった。当時、私は、国立特殊教育研究所(現、特別支援教育総合研究所、以下、研究所)の情緒障害教育研究部の研究員であった。その頃教育の分野では、自閉症関連の本が少なく、自閉症にかかわる教育現場の先生方に『自閉症児の医学と教育』(M.パルズニー著)を読んで欲しいと強く願っていた。打ち合わせでは、中根先生に監訳を、私には共著でということだった。中根先生は当時、梅ヶ丘病院に勤務されご多忙にもかかわらず、監訳を快くお引き受けしていただくことができた。共訳ということで、私も翻訳のお手伝いをすることになった。翻訳の作業は、先生のご協力を得て、1981年岩崎学術出版より発刊の運びとなった。

　このことがご縁となり、私の定年後、自閉症の研究会の設立が持ち上がっていたとき、同会の発起人と会長になることをご承諾いただいた。

　平成12年から平成25年に亘り、研究会から日本自閉症スペクトラム学会への移行も含め、会長を務めていただき、私は事務局長としてお世話になった。

　研究会は発足当時、100名ほどの会員数であったが、その後、多様な自閉症関係の職種の方が会員になり全国に広がりをみせ、支部もできていった。組織の拡大に伴い、支部での講座を実施したり、年に1回の研究大会を各地の大学などで実施してきた。先生には、その都度、自ら進んで講演や講座などを担当され、ご尽力をいただいた。

　その上、先生には、何かと学会に寄せられる会員のいろいろの苦情や相談を逐一ていねいに応じていただいた。何ごとにも真摯に取り組まれる先生の誠実な態度に心打たれた。

90

　この度、20 周年記念誌の発刊にあたり、ご子息の中根秀夫先生（東京芸大卒、画家）に記念誌の表紙のデザインをお願いできたことは、学会として、名誉なことである。

　先生がお亡くなりになってから、もう 7 年の歳月が過ぎようとしている。

　「去る者は日日に疎し」といわれるが、むしろ年ごとに先生へ感謝の念は募るばかりである。中根先生には優しさと研究に対する厳しさを、しっかり教えていただいたと感謝の思いで胸が熱くなる昨今である。

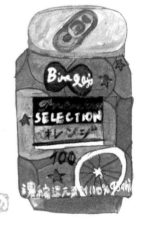

⑫　　　　缶ジュース

# 大南英明先生の思い出

前帝京大学　砥柄敬三

　大南英明先生の業績全般については、ここでは語り尽くせないので、筆者が関わらせていただいた時期の先生のお仕事とお人柄について触れさせていただきます。

　大南先生は、1991（平成3）年4月に、文部省（当時）初等中等教育局特殊教育課教科調査官より東京都教育庁指導部心身障害教育指導課長として赴任されました。もともと、東京都の特殊学級の担任や養護学校の教諭でいらっしゃったので、私どもの大先輩であり、特殊教育（当時）に携わる人で、大南先生のお名前を存じ上げないという人はいなかったと思います。

　私は1991年には同じく指導課の指導主事として情緒障害教育を担当しておりましたが、都議会や指導訪問等への対応には、知的障害、自閉症、学習障害（LD）等のことを踏まえた知識や特殊教育の仕組み等の知識をもっていないと一歩も進まないという状況でした。その中にあって、大南先生が、国の動向や保護者団体の思い、特殊教育に関わる教員のあり方などについて、幅広くご教示いただけたことを大変心強く思いました。

　数年後には、都立青鳥養護学校の校長としてご赴任されましたが、校長会や全国組織のまとめ役など、ご多忙な中にあっても、私ども後輩に声をかけていただき、お酒の席でも、私どもの拙い話に耳を傾けていただけたことを、いまさらのように思い出します。

　私にとって忘れられないことを一つだけ紹介させていただきます。その当時、心身障害教育について学習中であった私が、盲聾養護学校学習指導要領の解説書を読み進めていくうちに、索引があると便利だと思い、自作して使っていました。たまたま、大南先生がそれをご覧になって「それいいね。」といわれたので、自作の「索引」を一部コピーして差し上げ

ました。後日、文部省に行かれた時に、「うちの指導主事が、こんなものを作ったよ。」と言われて「索引」を紹介されたということを、お聞きしました。

　大南先生は決してオーバーな表現をされる方ではありませんでしたが、相手の胸にジーンと響く言葉を残される方でした。

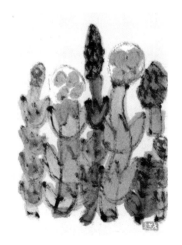

⑬　　つくしの親子

# 吉田昌義先生の思い出

前帝京大学　砥柄敬三

　吉田昌義先生との出会いは、私が平成元年に都立教育研究所相談部の児童生徒研究室の指導主事になった時に、隣の部屋の心身障害教育研究室の指導主事でおられたことから始まり、その後、平成3年4月に、文部省（当時）初等中等教育局特殊教育課教科調査官、平成12年には東京都教育庁指導部心身障害教育指導課長、平成14年に都立江戸川養護学校に校長として赴任されるなど、教育行政の世界でご活躍されてこられました。

　2度目の大きな出会いは、平成25年に、私が区立小学校の校長を退職して、帝京大学大学院教職研究科の教員になった時です。すでに吉田先生は文学部に平成19年に着任されておられて、平成21年には同教職大学院で特別支援教育関係の講座の中心的存在でした。私のように教育現場からいきなり大学院の教鞭をとることに戸惑いが多い者にとっては、〈救い主〉でした。

　帝京大学では、学生の面倒見がよい先生で、ご自身はお酒を飲まないのですが、懇親会などにはジュースでお付き合いをしてくれました。その時に、お聞きした話で、今も覚えているのは、山小屋をお持ちで、山梨や長野の山々を、オートバイで走るのが趣味だということでした。学究肌の面とアウトドア派の面とをお持ちなのだなと思いました。

　吉田昌義先生と自閉症教育の接点はいくつもあると思いますが、一つは全国情緒障害教育研究会の会長を平成14〜15年にされておられます。平成15年には、『つまずきのある子の学習支援と学級経営―通常の学級におけるLD・ADHD・高機能自閉症の指導』を上梓されましたが、章扉ごとに、上田豊治さんの切り絵が掲載されています。上田豊治さんは、3歳の時に自閉症と診断されていますが、切り絵画家として活躍されて

おられます。実は、平成 18 年に、吉田先生に案内していただき、日本橋三越本店で開催されていた「上田豊治　切り絵展」を見に行ったことがあります。山口県萩市の街を中心に描かれた世界に感動したことを思い出します。上田さんのお母さんともお話しましたが、「以前から吉田先生には、展覧会の設定などご支援をいただいているんですよ。」とのことでした。

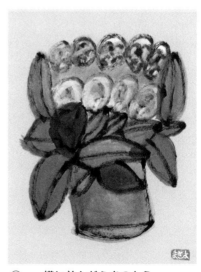

⑭　横に並んだふきのとう

## 高橋晃先生のこと

前新宿区教育委員会　長谷川安佐子

　私が高橋先生と一緒に働いていたのは、目黒区立五本木小のゆりのき学級です。初めての転勤でした。しばらく通級で勉強をしたら通常の担任に戻るつもりでした。高橋先生が学級主任で教員、保母、用務主事と多彩な顔ぶれでした。学級は小学校の中にありながら校庭の端の独立校舎で、特別なシステムで動いていました。毎週1回両親教室を開いたり、学級独自の年間研修やケース会議などの多くから学んだり仲間との結びつきを考えたりできました。

　参観の先生方がいない日が珍しく、ラター博士やローナウィング等の有名な研究者の訪問もあり、音楽の授業に一緒に入ってもらったこともありました。寺山先生が国総研（国立特別支援教育総合研究所）から来られていて知り合いになれたのも因縁でした。ゆりのき学級での経験があって今の私の存在があります。

　高橋先生は、顔の広い人でした。国総研や横浜国立大学への内地留学生も受け入れていました。学級のメンバー皆によくおごってくれました。年1回の学級の旅行では車を運転して連れていってくれました。神戸の地震の時には、すぐに神戸の学級あてにぱっと寄付を送っていました。ラター博士を海外から全情研（全国情緒障害教育研究会）の東京大会で呼ぶ時も赤字覚悟で自腹をきるつもりだったようです。ラター博士の講演を冊子にまとめ、そのことが新聞に載った朝からその冊子が欲しいと学級の電話は鳴りっぱなしで結局黒字ですみました。

　学級主任から後に五本木小の校長へ、全情研の事務局長から会長へと活躍の場も広げました。「自閉症児の学校教育」（東京書籍）を昭和58年に、「学校における自閉児指導」（日本文化科学社）を全情研の会長として平成6年に出版されています。

　自信たっぷりで豪快。太目の身体でよく動く人でした。最前線で自閉症児と向き合い、そこで得た経験で教育者としてのプライドを高くもっていました。「5年に1回位は学級で実践したら研究発表はするべき」とよく学級のメンバーに話されていました

　学会の立ち上げにも教育者としての役割が必要との思いを抱えられていたと思います。

　ゆりのき学級時代に中学校の進路先として目黒六中に固定の情緒障害学級を作るために動きました。そして卒業生の働き先として、しいの実社を立ち上げて教員退職後はそこで働いていました。ゆりのきファミリーとでも言うべき仲間の父親的存在だった高橋晃先生は先駆者としてどんどん道を開いていった方でした。

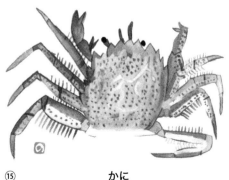

⑮　　　　　　　　　　かに

# V
# 研究大会の発展

## 1.　13回から18回までの大会報告

# 第13回研究大会（2014年）

大会会長　谷　晋二（立命館大学）

　第13回研究大会が京都、立命館大学で開催されまし
た（平成26年8月23日（土）、24日（日））。約700名の皆様
のご参加をいただき、ありがとうございました。大会事
務局の不手際にもかかわらず、皆様のご協力により無事
に終了することができました。

　自閉症スペクトラム学会に参加すると、いつも参加者の皆様の熱心さ
に驚きます。どのプログラムも満員になる盛況で、書籍や物品の販売で
は人が溢れていました。本学会の社会的なニーズの高さを改めて実感し
た大会でした（休憩室に用意した飲み物もたくさん残ってしまいましたが、休
憩室の利用頻度も多くなかったようです）。

　46件のポスター発表と7つの自主シンポジウム、2つの学会企画シン
ポジウム、2つの大会企画シンポジウムが行われました。いずれのシン
ポジウムもほぼ満員の参加者で賑わっていました。子どもへの支援、家
族への支援、地域での支援、大学での支援、就労支援と広範なテーマの
発表がありました。

　今回の大会では、はじめてワークショップを企画しました。有料のワー
クショップでしたが、当日申し込みが殺到し、参加できない方が多数あ
りました。申し訳ありませんでした。ワークショップは、演習を中心と
した研修ですので、50人程度が限度です。今回のようなワークショッ
プが、今後も研究大会で開催されることが望まれているのではないで
しょうか。3時間のワークショップは、時間的には短い設定です。1日
のワークショップも充実した勉強の時間となります。私は、よくワーク
ショップに参加しますが、たいていは1日、ときには2日連続で受講して、

スキルアップを図ります。ジョバンニ先生のワークショップでは、アクセプタンス＆コミットメント・セラピー（ACT）の紹介と、子どもや保護者に適用できるエクササイズやメタファーを、実際に体験しながら学びました。ACTのエクササイズは100を超えるレパートリーがあり、各実践者がいろいろなアレンジをしながら、役立つエクササイズを開発しています。ワークショップは、それを学ぶ絶好の機会です。

　「障害のある子どもとその家族のメンタルヘルスを支える」という大会テーマのもとで、ジョバンニ先生の特別講演、谷大会長講演が行われました。ジョバンニ先生は、心理的柔軟性について、多くの臨床経験から基礎的なお話をされました。心理的柔軟性というプロセスモデルが、パブロフやスキナーなどの行動科学の研究者たちが築いてきた理論（行動分析学）からどのように発展してきたのかについて触れながら、関係フレーム理論について紹介されていました。拝聴しながら、この難解な話をよくこれほどわかりやすく説明できるものだと感嘆しました。

　私の講演では、心理的柔軟性モデルに基づく保護者のメンタルヘルスの支援に関するこの数年の研究成果をご紹介しました。大会の最後のプログラムでしたが、たくさんのご参加をいただき、ありがとうございました。

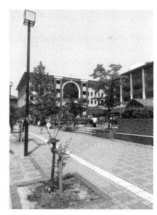

立命館大学

# 第14回研究大会（2015年）

大会会長　板垣裕彦（道都大学）

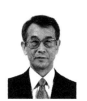

　第14回研究大会が札幌市のベットタウンの江別市文京台にある札幌学院大学で開催されました（平成27年8月22日（土）、23日（日））。当日は事務局員・学生スタッフを含めて約550名の参加でした。この時期の北海道はどの学校でも授業が開始された直後でしたので、道央圏より遠い地域の会員にとっては参加しづらかったと思いますが、全国各地から多数の皆様の参加をいただきましたことに、心より感謝を申しあげます。記念講演が行われたSGUホールでは、パイプ椅子を出しても500席が限度でしたので、道民講座を兼ねた杉山登志郎先生と田中康雄先生の大会記念講演では、立ち見となってしまいました。立たれた方にはご不便をおかけし、申し訳ありませんでした。

　今回の大会では記念講演に大会長講演を加えて4、学会企画と大会企画シンポジウムが各1、自主シンポジウムが8、口頭発表が17、ポスター発表が29と盛り沢山でしたが、どの会場でも熱心に耳を傾け、質疑応答している様子が見受けられ感激しました。

　さて、「自閉症児・者に対して地域の特性を生かした支援のあり方を考える」という大会テーマのもとで、安達潤先生、杉山登志郎先生、田中康雄先生、大会長の講演を行いました。安達先生からは「ペアレント・メンターについて」という題で、平成24年度に北海道で実施された発達障害児を育てている保護者を対象にした「発達障がい児・者支援に関する調査」の結果をもとに、同じような子どもを育てたことがある親御さんがサポーターになったペアレント・メンターの取り組みについて話をしてくださいました。これからは、専門家だけではなく、当事者支援という観点からもこのような活動が重要になってくると感じました。次

に、杉山先生からは「自閉症の発達精神病理学」という題で、自閉症児・者が成長するにつれて現れる精神病理学的な変化について、発達に添った状況を解明し続けることとそれに応じた適切な治療の重要性について具体例を交えながらお話をされました。特に、自閉症スペクトラム障害を発達精神病理学の視点から振り返ることは、彼らの体験世界を知り、二次障害を予防することにつながる手段であると、平易な口調の中に治療に対する確信を感じることができました。次に、田中先生からは「自閉症児者と精神療法」という題で、治療者が日常的場面で患者やその保護者と接する場合に必要なこととして、共に悩み、共に考え、対話し続けるという精神療法的治療観で接することが重要と話され、日常診察場面では、①接遇、②傾聴、③質問、④労い、⑤勇気づけ、⑥共揺れ、⑦情報提供、⑧提案を大切にしていると述べておられました。医療関係者だけでなく、相談支援にかかわる者全般に通じる大切なことと思いました。最後に、大会長講演が「北海道における自閉症児への支援の歴史―主に教育の面から―」という題で、私と事務局長の牧野誠一が説明をしました。牧野からは北海道の地域性の特徴とその特性を生かした特別支援学級の取り組みや研究の歴史、乳幼児療育の取り組み等について、私からは北海道における特別支援学校の現状と発展の歴史、知的障害特別支援学校における自閉症児の教育支援の現状や歴史について説明をしました。どの講演にも沢山のご参加をいただき、誠にありがとうございました。

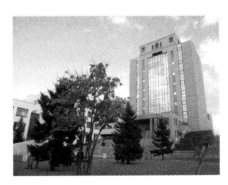

札幌学院大学

# 第 15 回研究大会 (2016 年)

大会会長　五十嵐一枝 (白百合女子大学)

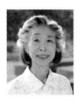

　2016 (平成 28) 年 8 月 27 日、28 日の 2 日間、日本自閉症スペクトラム学会第 15 回研究大会を白百合女子大学において開催し、心配した台風の影響を大きく受けることなく、盛況のうちに無事終了することができました。ご参加頂いた皆様、各教育講演や特別企画の講師の先生方、自閉症スペクトラム学会の会長ならびに学会事務局のご協力に感謝致します。

　参加者は、当初の大会事務局の予想を大きく超えて、予約参加者 625 名、当日参加者 250 名、合計 875 名でございました。特別教育講演 1、教育講演 1、大会企画シンポジウム 1、学会企画シンポジウム 1 に加え、自主シンポジウム 7、口頭発表 22、ポスター発表 42 の学会員の研究発表が行われ、専門領域、関連領域、当事者関連など多岐にわたって活発な議論が展開されました。

　本研究大会のメインテーマは「自閉症スペクトラムの臨床と研究―異領域連携の最前線―」であり、現在自閉症スペクトラムに関連している、あるいは将来的に関連性が強く予想されるいくつかの異領域から、最先端の専門的情報を頂いて相互に勉強するという企画目的がございました。特別教育講演では、山梨大学の相原正男先生から、認知処理と情動処理の統合という社会脳の機能の発達について、認知神経科学の観点から発達障害の問題を明快に解き明かしてご講演いただきました。また教育講演では、京都大学の齋藤智先生から、発達の臨床や教育現場で近年急速に関心を持たれてきたワーキングメモリに関して、理論の展開とその応用性、さらにはワーキングメモリのトレーニングに関して、非常に本質的で示唆に富んだ見解をお話しいただきました。両ご講演とも、難解に

なりがちなテーマを非専門家にも分かりやすく丁寧に、しかし妥協することなくお話しいただき、本研究大会のテーマと関連して意義深いご講演であったと思います。さらに、大会企画シンポジウムでは、どんぐり発達クリニックの宮尾益知先生を中心としたロボット開発と臨床研究に携わる研究者間で、ロボット研究の治療教育への応用という非常にチャレンジングで興味深い議論がなされ、フロアからの意見や質問も出されました。以上のやや専門性の高い内容に傾いた講演とシンポジウムとは異なり、学会企画シンポジウムは、成人した自閉症スペクトラムのお子様のお父様お二人にご登壇いただき、お子様と向き合ってきたこれまでと今とこれからについてお話を伺うスタイルのものでした。発達障がい児とその家族にとって、父親の役割は大きいものの、従来は父親が表面に出る機会はそう多くありませんでしたので、対談終了後には会場を埋めた参加者から感動と感謝を込めた大きな拍手が送られました。

　講演や会員の発表を熱心に聞かれる参加者が多く、私立女子大学の小さなキャンパスの教室数や教室の収容人数を超えた場面が多々ございました。教育講演や特別企画のシンポジウムが開催された講堂は満員となり、万が一に備えたサテライト教室を利用することで何とかしのぎました。初日のポスター会場は入り口に長蛇の列ができてしまい、入りきれない参加者をお待たせしてしまいました。猛反省の結果、二日目はポスターボードの配置換えをして動線を変える

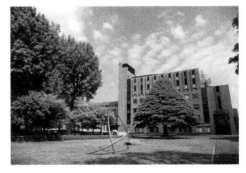

**白百合女子大学**

ことにより、入場者の移動を前日よりもスムーズにできました。この他にも、雨に降られた初日の休憩場所や、男子トイレの数などを含めて、いくつかの予期せぬ不備が生じて皆様にご迷惑をおかけしました。深く

お詫び申し上げますとともに、一方で、予想を超える多くの皆様にご参加頂きましたことを嬉しく思い、心より感謝申し上げます。　本研究大会の開催にあたり、白百合女子大学からご賛同と多大なご協力を賜りました。また、1年以上にわたり大会の企画運営にあたった大会事務局のスタッフ、大会当日にそれぞれの役割を担って働いてくれた白百合OGや外部関係者、さらに現役学生達が、研究大会進行にあたって大きな支えとなりました。最後に、この場を借りまして、心からお礼を申し上げます。

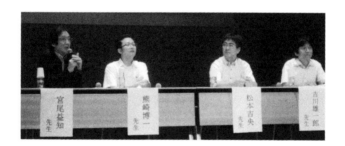

## 第16回研究大会（2017年）

大会会長　髙原朗子（熊本大学）

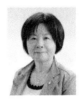

　2017（平成29）年9月2日、3日の二日間、福岡国際会議場にて日本自閉症スペクトラム学会第16回研究大会を開催いたしました。両日とも、快晴にめぐまれ、皆様の多大なご協力のお陰で盛況のうちに終了することができました。

　参加者数は、当初の予想を良い意味で裏切って、予約参加者456名、当日参加375名、計831名でした。基調講演1、特別講演1、特別教育講演1、大会企画シンポジウム1に加え、自主シンポジウム10、口頭発表19、ポスター発表48の学会員による研究発表が行われ、活発な議論が展開されました。

　本大会のメインテーマは「生涯発達から見た自閉スペクトラム症の人々」であり、乳幼児期から成人までの様々な段階で支援にあたられた先生方に講演講師としてご登壇いただくこととしました。

　基調講演では日本を代表する児童精神科医である村田豊久先生に「生涯発達から見た自閉症」というテーマで、先生の50年以上にわたる臨床研究の素晴らしいお話を聞くことができました。先生がかかわってこられた幼児期から老年期にわたる数々の当事者のエピソードを通して村田先生の自閉症の方への深い愛情と尊敬の念が感じられ、一同感動いたしました。私事で恐縮ですが、先生が始められた自閉症児の療育グループ「土曜学級」に学生ボランティアとして参加したことで障害児心理学の道に進んだ筆者にとっては、懐かしい話題もあり、初心を思い出させていただきました。

　大会最初のプログラムである特別講演では、福岡市立心身障がい福祉センター長で小児科医である宮崎千明先生に「自閉症スペクトラムの早期診断と療育の抱える課題」について長年の臨床経験をお話しいただき

ました。先生は小児科の立場から自閉スペクトラムの子供たちへのかか
わりを温かい語り口で分かりやすく、けれどもお考えをはっきりと示し
て下さいました。講演後、参加者の中から「福岡市の診断・療育システ
ムの充実ぶりに感心した」という話も聞かれました。

　さらに特別教育講演では文部科学省の田中裕一先生に「発達障害に関
する最新の動向 〜学習指導要領の改訂と合理的配慮の提供を中心に〜」
というテーマで教育分野における最新の国の考え方についてご講演いた
だきました。先生は、特に合理的配慮についてとても分かりやすく明確
に述べていただき、さらには本大会のテーマである生涯発達の視点に
立って「引き継ぐことがとても大事です」と何度も強調しておられたこ
とが強く印象に残りました。

　大会企画シンポジウム「自閉スペクトラム症の人々と自然災害」では、
シンポジスト4名（前田潤先生・松本慎太郎先生・田中真理先生・森孝一先生）
と司会の肥後祥治先生による「自然災害に備えなければならない現在、
自閉スペクトラム症の人たちがそのような災害にあった時にどのように
考え行動するのか、さらにどのように支援していくと良いか」をお示し
いただく時間となりました。

　自主シンポジウムや口頭及びポスター発表では各会場で熱心な討議が
行われていました。

　今まさに研修者・臨床家としてスタートしたであろう若い方からベテ
ランの先生まで、それぞれの立
場で意見を交わしあう姿を見て、
本学会の懐の広さと深さに改め
て気づきました。会場の中には
収容人数を超えたところもあり
ご迷惑をおかけしてしまいまし
た。お詫び申し上げます。

　本大会の企画・運営に関して

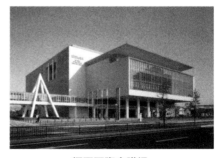

**福岡国際会議場**

は市川宏伸会長・寺山千代子事務局長をはじめ本部事務局の先生方にご賛同とご支援を賜りました。また、九州地区の本学会に関わる先生方に当日の運営に関して快くご協力を頂きました。さらに、名誉会長の大隈紘子先生、大会事務局長楠峰光先生をはじめとするスタッフの方々には1年前から丁寧に準備・運営に携わっていただきました。この場をお借りして関係の先生方に心よりお礼申し上げます。

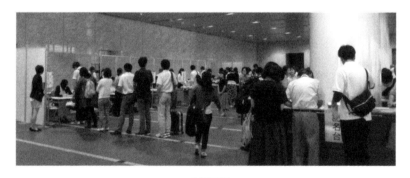

受付風景

## 第17回研究大会（2018年）

大会会長　千田光久

　平成30年8月18日（土）、19日（日）の2日間、岩手県花巻市の花巻温泉ホテル千秋閣にて日本自閉症スペクトラム学会第17回研究大会を開催いたしました。

　まずもって全国各地より大会に参加していただきました多数の会員の皆様に心からお礼を申しあげます。本大会を引き受けるに当たって大会実行委員で共有した思いは「自閉スペクトラム症の方々への理解や研究の深まりと学会の発展を願う」ということでした。この思いは揺るぐことなく、開催することができました。

　大会プログラムについては開催前から他県会員の方から「内容の濃いプログラムなので、ぜひ参加したい」との声をいただいておりましたが、開催した結果はその声のとおりではなかったかと受け止めております。会員の声を紹介いたします。「講師の先生方もすばらしい方ばかりで、あらためてASDについて確認する機会となりました。」、このような感想をいただき、改めて東北地区の会員が一丸となって開催をして良かったと振り返っております。

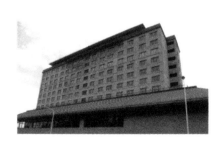

花巻温泉ホテル千秋閣

## 第18回研究大会（2019年）

大会会長　宮﨑　眞（明治学院大学）

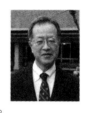

　2019年8月31日（土）、9月1日（日）の2日間、明治学院大学を会場として日本自閉症スペクトラム学会第18回研究大会を開催致しました。第18回研究大会は学会設立より20周年を迎える大会であり、また令和元年に開催するという意味でも節目となる大会となりました。参加者数は想定した人数に近い総数838名（予約参加512名、当日参加326名）でした。

　学会員2800名を超える日本自閉症スペクトラム学会の研究大会を円滑に運営するために明治学院大学の全面的な支援を受けましたが、学会事務局を始め関東甲信越地区を中心に研究大会開催に経験のある方々の力添えを頂き、実行委員会を立ち上げ準備を進めて参りました。研究大会を明治学院大学で開催するに当たり研究大会の大枠について学会事務局と協議し、コンパクトな大会にすることにしました。今大会では無理のない規模の大会の中で発表者の研究発表と参加者との質疑応答を中心に据えることにしました。

　お茶の水女子大学教授神尾陽子先生の特別講演では、今回のテーマ「豊かな共生社会をめざして―いろいろな立場の人達との連携を考える―」に対する関心期待をひしひしと感じ、このテーマの重要性を再認識しました。ポスター発表会場では、昼の時間を中心に多数の方が集まり、熱気を感じさせる発表と質疑の場となりました。また、自主シンポジウムではいずれの会場も参加者がほどよく埋まり、活発な研究発表と質疑応答が交わされました。初めての企画であるワークショップ（「自閉症スペクトラム研究」投稿に向けて）においても、論文執筆を目指す参加者の真剣な雰囲気が伝わってきました。口頭発表の2会場は、座席が足りず立ち

見での参加者が生じました。この点は反省点となりますが、参加者の真剣で熱心な態度は印象的でした。その他、大会実行委員会が気づかない反省点があるかと思いますが、全体としては円滑に運営し、当初の目的を遂げることができたと総括しております。本当に有り難うございました。心より感謝申し上げます。

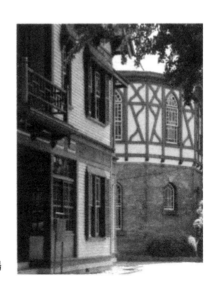

**明治学院大学大会会場**

## 2. 研究大会の回想

## 記念品に表情ゴマを作成(7回大会　2008)

仁平義明

　第7回研究大会は2008(平成20)年9月13・14日、東北大学川内北キャンパスで開催されました。

　記念品に、地元のこけし工人に依頼して「表情ゴマ」をつくりました。もともとは、上部のコマを回し、止まってコマの軸が指した下部の「一、二、三、四、五」の数字が当たりになる、子どもの遊具です。思いついて、数字を「喜び、悲しみ、怒り、驚き、嫌悪」の5つの表情に描きかえて、止まったところの表情をするという遊具にしました。これを、表情の認識や表出が苦手な子どものSSTに使えますというふれこみで販売しました。お土産のこけし代わりに、一個2,000円。少し高いかなと思いましたが、完売でした。

　大会では、市川宏伸先生の特別講演「発達障害と最近の傾向―医療の現場を中心に―」に加えて、新企画の寺山千代子先生によるイヴニング・レクチャー「自閉症児教育と支援の40年：来し方と行く末」がありま

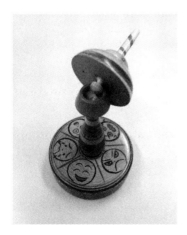

した。学会企画シンポジウムは、東條吉邦先生ほか企画による「自閉症スペクトラム児・者の就労への支援― 送り出し側と雇用側の連携―」。自主シンポジウムは、吉田昌義先生企画による「通常の学級のLD等の児童への支援をどのように進めるか」、梅永雄二先生企画の「TEACCHプログラムによる自閉症児の支援」、小林重雄先生企画「役立つ発達検査の開発2」、谷内ミ

ヨ子先生企画「自閉症スペクトラム児・者の発達と社会参加への支援」
でした。

　当時大学院生だった佐藤拓さん（現在明星大学）、池田和浩さん（現在尚
絅学院大学）、菊地史倫さん（現在鉄道総合技術研究所）、奥田永さん、今野
晃嗣さん（現在帝京科学大学）、ほかに福島大学の鶴巻正子先生、福島県
立医科大学の山本佳子先生（現在、医療創生大学）にも準備委員として大
会運営に協力していただきました。あらためて感謝を申し上げます。

（第 7 回研究大会 2008 年）

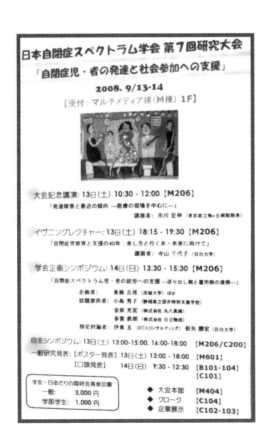

## 事例研究、教育講座を新たに企画 (10回大会　2011)

小林重雄

　第10回記念研究大会 (2011 (平成23) 年9月10日、11日) は名古屋ではもっとも豪華な会場 (名古屋国際会議場) で開催された。大会のメインテーマは「自閉症スペクトラムへの効果的なアプローチ—役立つ治療教育を求めて—」と設定したのである。

　東海地区では2カ所で定期的な事例研究会を開いており、それらへの参加メンバー、とくにエキスパート会員が中心となって強力な準備委員会を構成した。事務局長の伊藤健次氏、代行の水野浩氏らの尽力もあって計画は順調に進めることができた。

　1200名を越える参加者があり、新しい試みとして事例研究、教育講座が企画され、幅広い学会構成員のニーズに対応しようとしたことは特徴といえる。

　大会の記念講演、特別講演として岡田俊氏 (医学領域)、赤井陽介氏 (報道関係) に協力を頂くことができたことも特記すべきことである。そして、大会の企画シンポジウムとして「行動論的アプローチは本当に治療教育に役立っているか」をテーマに思い切った計画を立てたのである。すなわち、基調講演として特殊教育学会から前川久男氏、行動療法学会から杉山雅彦氏と両学会の理事長の出馬を依頼し、貴重な奥深いご講演を頂き、4名の実践家の挑戦的事例報告を準備することができたことは準備委員会の大成果であると考える。大会会長である私自身が40年以上にわたって自閉スペクトラム者とのかかわりにおいて行動論的アプローチを主張し続け、そしてそれなりに実践してきたこともあり、スピーカーの発言、そして会員の皆様の反応に注目し、傾聴していたのをしっかりと記憶している。

　日本自閉症スペクトラム学会の特徴は会員の構成が独特である。すな

わち、「自閉症」を専門に取り扱う大学での学部とか学科は存在しないので、療育・保育・福祉・教育などのいわゆる現場に出て、はじめて「自閉症」と出会った方々がほとんどといってよい。一般的な「学会」では専門としているメンバー（特定の学科の卒業者や有資格者）がより高度な専門性を磨くために集合しているものがほとんどといえる。従って当学会においては、年に一度、一堂に会する年次大会が、全ての会員にとって魅力ある大会となるには、どのような内容を計画したらよいかを常に考えていく必要がある。

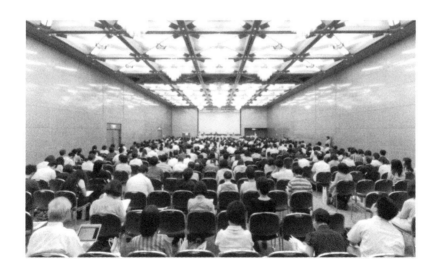

## 台湾、韓国、中国から講師を招聘（11回大会　2012）

園山繁樹

　第11回研究大会は2012（平成24）年8月24日（金）、25日（土）に、つくば国際会議場で開催されました。大会テーマは「アジアの視点から自閉症スペクトラム支援を捉え直す」でした。大会実行委員会ではこのテーマに関連して、台湾、韓国、中国から研究者・実践者を招聘し、3つの企画をしました。これら3つは日本にはないもので、参考にすべきことが多いと考えたのです。（以下※は我が国に参考になったこと）

　○特別講演Ⅰ　「アスペルガー障害児への障害児教育と才能教育―台湾での実践から―」張正芬教授（国立台湾師範大学／筑波大学大学院修了）
※日本の特殊教育（特別支援教育）は障がい児教育が中心で、才能教育や英才教育は制度としてほとんど実施されていない。台湾では才能教育や英才教育を専門とする教員養成もなされている。

　○特別講演Ⅱ　「自閉症スペクトラム幼児の幼児特殊教育―韓国での実践から―」金珍熙研究教授（韓国・大邱大学校／筑波大学大学院修了）
※韓国では障がい児教育に特化した教員免許状があり、幼児、小学校、中学校別に免許状が発行されている。このことにより、教員の専門性の区別化と役割分担が明確にされている。特に幼児期における統合保育やインクルーシブ保育の実施においては、幼児特殊教育免許状の専門性が発揮される。

　○大会企画シンポジウム　「中国における自閉症スペクトラム障害の研究・教育と地域を基盤とした特殊学校授業展開の試み」楊広学教授（中国・華東師範大学）、徐徳栄局長（中国・浙江省寧波市海曙区教育局）、劉佳芬校長（中国・浙江省寧波市達敏学校〔知的障害特別支援学校〕）
※達敏学校では長年にわたって「学校授業地域化」に取り組んでいる。そのために学校、家庭、地域、企業、行政の連携協力を担う組織とし

て「社区理事会」を設けている。トイザらスの店舗での学習、学校近辺の交差点での警察官による交通指導など、地域と密着した授業が行われていた。社会に開かれた教育課程である。

個人的には、1週間前に足を骨折し松葉杖で大会会長を務めたこと、そして直前に発生した台風15号の影響で張正芬先生の来日ができずSkypeによる講演になったこと、この2つは生涯の記憶に残る思い出です。

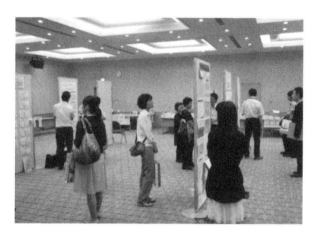

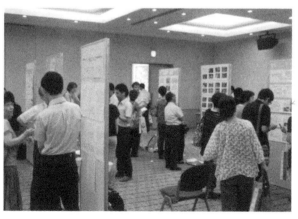

## 多くの善意・協力に支えられて（14回大会　2015）

板垣裕彦

　2015（平成27）年8月22日（土）、23日（日）の両日、札幌学院大学で北海道大会を開催しました。ここで、大会を引き受けた経緯や準備について簡単に振り返ってみたいと思います。

　本部から、第12回大会終了後に14回大会を北海道で開催してほしいとの要請がありました。支部役員会では、これ以上断り続けることは無理という結論になりました。その後の協議で話題となったのは、できれば支部役員や学生ボランティア等を活用したコンパクトな大会にできないかとのことでした。そのための会場としては、①交通アクセスが良いこと　②理事者に理解があること　③支部役員が隣接した大学にいること　④できれば大学内で懇親会ができることなどでした。以上の条件を満たせるのは札幌学院大学以外に考えられませんでした。問題となったのは、記念講演やシンポジウム等の全体会場が確保できるかどうかでした。学院大学で一番大きい教室はG棟にある450人収容のSUGホールでしたが、最上階のフリースペースにパイプ椅子を持ち込んでも500人収容がやっとという状態でした。予想以上に参加者が多かった場合には、ホール近くの教室でケーブルテレビ中継による第二会場を設置するという案で業者と契約をしました。幸いなことにSGUホールでも可能とのことで、一安心したことを思い出します。業者委託をしたのはポスター発表用ボードの借り上げと参加者に対する宿泊幹旋だけで済みました。校門入り口の立て看板の作成や設置、記念講演等の横一文字は全て事務職員の方が作成してくれましたし、会場費も一切かかりませんでしたのでとても安上がりに開催できました。

　最後に、大会実行委員長を牧野誠一支部長にお願いする予定でしたが、会場校の勤務なので本部や校内の連絡調整等の多様な業務があり無理と

のことで、大会事務局長になってもらいました。やむなく、前支部長だった板垣が引き受けることにしました。支部事務局長の本間先生には会計と庶務、その他の役員には職務の関係から当日業務をしてもらいました。

　大会がこのように成功裡に終了できたのは、快く会場提供をしてくれた大学理事者並びに教職員の方、学生の協力があったことでした。加えて隣接する北翔大学の島津彰、神田英治並びに伊藤政勝の各先生には、特殊教育センター時代一緒に勤務したことがあったとはいえ、ゼミナールの学生に声がけをしてくれて、労を惜しまず協力してくれたことでした。本当にありがとうございました。多くの善意に支えられた大会だったと感謝しています。

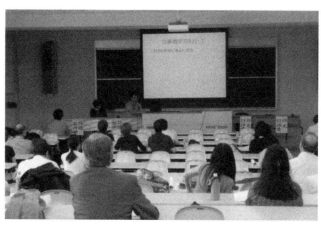

2015 年、学会企画シンポジウム、会場風景

## オール九州の体制で（16 回大会　2017）

髙原朗子

　日本自閉症スペクトラム学会第 16 回研究大会は 2017（平成 29）年 9 月 2 日（土）、3 日（日）の 2 日間、福岡国際会議場で開催された。事務局は大分の大隈紘子名誉会長、熊本の髙原（大会会長）、福岡の楠峰光事務局長を中心として、九州各地でご活躍の先生方に協力をお願いし、オール九州の体制にて運営することになった。

　当日は全国から参加者約 800 名をお迎えすることが出来た。

　メインテーマは「生涯発達から見た自閉スペクトラム症の人々」とした。

　基調講演では、児童精神科医の村田豊久先生に「生涯発達から見た自閉症」というテーマで 50 年以上にわたって先生が関わってこられた幼児期から老年期にわたる数々の当事者のエピソードが語られた。先生の自閉症の人々への深い愛情と尊敬の念が感じられ、感動していた参加者も多かった。

　特別講演では、福岡市立心身障がい福祉センター長で小児科医である宮崎千明先生に「自閉症スペクトラムの早期診断と療育の抱える課題」として長年の臨床経験をお話しいただいた。参加者の中から「福岡市の診断・療育システムの充実ぶりに感心した」という話も聞かれた。

　特別教育講演では、文部科学省の田中裕一先生に「発達障害に関する最新の動向 〜学習指導要領の改訂と合理的配慮の提供を中心に〜」というテーマで教育分野における最新の国の考え方についてご講演をいただいた。

　大会企画シンポジウムは「自閉スペクトラム症の人々と自然災害」であった。シンポジストは、田中真理先生（九州大学）、森孝一先生（福岡市発達教育センター）、前田潤先生（北海道室蘭工業大学）、松本慎太郎先生（三

気の里)、司会は肥後祥治先生 (鹿児島大学) であった。自然災害に備えな
ければならない現在、「自閉スペクトラム症の人たちがそのような災害
にあった時にどのように考え行動するのか、さらにどのように支援して
いくと良いか」を各シンポジストの実体験からお示しいただいた。

　その他、自主シンポジウム 10、口頭発表 19、ポスター発表 48 の学会
員による研究発表が行われ、活発な議論が展開された。若い方からベテ
ランの先生が意見を交わしあう姿を見て、本学会の懐の広さと深さに改
めて気づいた次第であった。
　企画・準備から当日の運営・終了後の作業まで、多くの方々に支えら
れ無事に行う事ができたことを今でも感謝している。

## 宮沢賢治生誕の地で (17回大会　2018)

高橋洋子

　去る、2018 (平成30) 年8月18日、19日に岩手県花巻市にて第17回研究大会が開催されました。東北の地での開催ははじめてということで、東北支部長の千田先生のご指名で、奥州市にある社会福祉法人岩手ひだまり会が事務局を務めることとなりました。

　支部長である千田先生との出会いは、先生が奥州市子ども発達支援センターの所長をしていたときでした。先生に声を掛けて頂き、盛岡市で開催された平成25年の第2回東北支部資格認定講座から参加するようになりました。

　我が法人のメイン事業は、放課後等デイサービス事業となっており、様々な障がいを抱える子どもたちがたくさん通所しています。その中でも、自閉スペクトラム症の子どもたちが、8割を占めます。どう支援をしたら良いのか、どこで勉強ができるのか、迷っていたときに日本自閉症スペクトラム学会という学会があることを知りました。第2回東北支部認定講座以降毎年盛岡市で開催されるようになり、東北の地で著名な先生方の講義を聴講できることから、毎年講義を楽しみにしてきました。

　そんな矢先に、東北での研究大会が来年行われることに急遽決まったということ、事務局を我が法人にお願いしたいというお話をいただき、急遽福岡での研究大会に飛んでいきました。いつかは、東北の地で行われるだろうという予測はしていたものの、こんなにも早く東北かつ岩手での開催にはびっくりしました。私自身の研究大会の参加は、札幌そして福岡で2回しかありませんでした。福岡での研究大会を拝見し、研究大会に参加をするという視点から、受付から各会場のスタッフの配置など運営側に視点を変えていくと、私たちに運営ができるのだろうかと重大な責任と不安にかられました。テーマや講師の選定など準備には約1

年近くかかること、通常の業務と並行しての実行委員会の開催など、やらねばならないことがたくさんあり、これまでの研究大会の事務局をやられてきた方々に、尊敬と敬意を表するものです。

　会場については、様々検討し、最終的には花巻温泉ということになりました。これまで、研究大会が行われてきた会場は、大学や国際会議場等で行われてきたなかで、どうやって温泉会場でやるかというのは、最大の課題でした。花巻市は、電車、新幹線駅、空港も備えており、申し分はないのですが、会場までの移動手段はどうしてもタクシーやバスなどに頼らざるを得ないのが、現状でした。しかし、やるからには、来て頂いた方に、岩手って良いところだねと、みんなに満足して帰って頂きたい、おもてなしの心でこの研究大会を成功させたいというのが、事務局そして実行委員会メンバーの想いでした。

　実行委員のメンバーには、忙しい中、県北や沿岸などからも奥州市そして現地会場である花巻温泉にも何回も足を運んで頂きました。県外の東北支部のメンバーにも集まってもらい、東北全体での参加の呼びかけにも協力を頂きました。また、この岩手で市川会長をはじめ、著名な先生方のシンポジウムや講演を聴講できる絶好の機会でもあり、岩手県内の教育関係、福祉関係等にも研究大会の参加の呼びかけを行いました。後に、ご登壇頂いた先生方が岩手県内の様々なところで、また講師として来県されご活躍されているのを知り、嬉しく思っております。

　2日間の研究大会は、いろいろ不手際等もあったかもしれませんが、思った以上にたくさんの方に参加して頂き、日本自閉症スペクトラム学会員の素晴らしい研究成果を発表いただき、無事に大会を終えることができました。このような、大変貴重な機会を頂きましたこと、感謝申し上げます。そして、大会実行委員はもちろんのこと、旅行、会場、バスなど事細かに手配をして頂いた日本旅行様、繁忙期にも関わらず宿泊、会場設営等にご協力を頂いた花巻温泉様、本当にありがとうございました。

## 令和元年度にコンパクトな大会を（18回大会　2019）

宮﨑　眞

　日本自閉症スペクトラム学会が創設より20年を迎え、新たな出発の節目を迎えたことを心よりお祝い申し上げます。20年の永きに渡り運営してきた関係者や学会員の皆様の自閉スペクトラム症の問題に関する熱意、姿勢、情熱の賜物であり深く敬意を表します。さて、第18回大会は、2019（令和元）年8月31日（土）、9月1日（日）の2日間、明治学院大学（白金）で開催されました。近年ゲリラ豪雨や台風の大型化などが指摘されていますが、大会前に発生した台風13号14号が幸い本州を逸れ、暑いながらもまずまずの天候となりました。参加者数は想定した人数に近い800名余りでした。

　会場の明治学院大学の歴史は古く1863（文久3）年に医療宣教師 James C. Hephburn（ヘボン）博士がクララ夫人と共に自宅に英語などの普通教育を施す「ヘボン塾」を開いたことに始まります。"Do for Others" を教育理念として、当日の運営を支えた学生ボランティアも "Do for Others" を行動の拠り所とし、大会を陰から支える経験や各会場の発表や質疑応答に肌で触れ、講義では得られない貴重な学習の機会となっていました。

　研究大会の大枠について学会事務局と協議し、参加者のニーズや興味関心に対応し次第に研究大会の規模が拡大していることを踏まえ、今大会はもう一度簡潔な大会、コンパクトな大会にすることにしました。大会テーマは、「豊かな共生社会をめざして―いろいろの立場の人たちとの連携を考える―」とし、市川宏伸学会会長の基調講演「設立20周年を迎えるにあたって―連携の重要性―」、学会企画シンポジウム「子どもの発達と連携の難しさ」を合わせて大会テーマへの理解を深める機会としました。各会場を思い起こすと、神尾陽子先生（お茶の水女子大学）の特別講演「心の健康に着目した学校での発達障害支援のあり方について」

では参加者の関心期待をひしひしと感じ、この分野の重要性を再確認しました。ポスター発表会場では多数の方が集まり熱気を感じました。昼食や休憩をとる場所とポスター発表会場を隣接させた実行委員会のアイデアが光りました。自主シンポジウムではいずれの会場も参加者がほどよく埋まり、活発な研究発表と質疑応答が交わされました。初企画のワークショップ（「自閉症スペクトラム研究」投稿に向けて）においても、論文執筆を目指す参加者の真剣な雰囲気が伝わってきました。口頭発表の2会場は、座席が足りず立ち見での参加者が生じました。この点は反省点となりますが、参会者の真剣で熱心な態度は印象的でした。

　2019年は元号が平成31年から令和元年に代わった時代の転換点の年ですが、皆様の記憶の中に第18回研究大会の思い出が多少でも残されていれば幸いです。

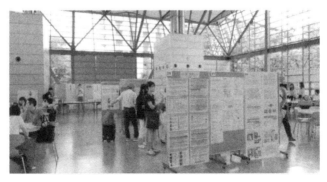

**明治学院大学の会場風景**

# VI
## 学会誕生からの思い出（学会員より）

---

# 日本自閉症スペクトラム学会20周年に寄せて

石川恭子

---

20周年おめでとうございます。

　私は学会がまだ研究会の名称の頃、自閉症の子供たちを指導する小学校の教員として参加しました。

　現在、教員を退職して10年近くなり、令和元年度をもって学会を退会する旨を事務局長の寺山千代子先生に連絡したところ、思い出があればとのことでしたので、寄稿を致します。

　この学会は、今も事務局長でいらっしゃる寺山千代子先生の強い願いや思いで産声を上げ、先生の幅広い人脈から、教育・医療・福祉・学際的な研究と視野が広がり現在に至っていると思います。

　確か研究会発足の前に相談会が開かれ、一度先生のご自宅に伺った思い出があります。寺山先生は幅広い人脈を持ちながら、一介の教員にも丁寧に接して、またご指導下さり、自閉症に関心のある人々を結びつけて研究会が発足したと感じます。

　私が自閉症の子供たちと出会った頃、その原因論がいろいろ論じられ、教育にも生かそうとする機運にあふれていました。また、自閉症の人達の自伝が出版され、自分の世界を語り始め大きな衝撃を受けました。確かに、自閉症は広がりを持ち、スペクトラムなのです。

　その点、いち早くスペクトラムの名称を取り入れた学会の見識は、初代会長で、日本で最初に自閉症を自閉スペクトラムと提唱された中根先生・神尾陽子先生によるところが大きいと聞いています。

　指導に苦慮する子どもの指導について、当時の梅ヶ丘病院長で、今は学会長の市川先生に何度も学校までお越しいただき、教員達に医学的に説明をしていただいたことも感謝しています。今は特別支援教育になり、

校内支援委員会が普通に開かれるようになった何年も前の実践でした。

　会員数も増え、大きく発展した学会ですが、この学会の特色は一言でいえば、自閉症の人たちを愛する人たちの学会のように思います。学会員の中には、鬼籍に入られた先輩の方々も多くいますが、皆さん同じ自閉症の人たちに惹かれ、業績を積まれた方々のように思います。

　今後も学会が発展し、社会に寄与する学会であることも祈ってやみません。

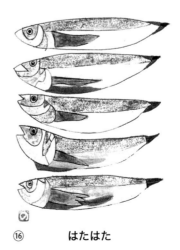

⑯　　　**はたはた**

> **日本自閉症スペクトラム学会員になって**（自閉症啓発デー実行委員として）
> 石坂　務

　2011（平成23）年より日本自閉症スペクトラム学会の会員となりました。学会で楽しみなのが研究大会です。毎回大会を通じて、最新の知見を学ぶことができます。様々な地域で行われるので、ご当地の名物を食べることも楽しみです。大会では4年間にわたり、特別支援学校の取り組みをテーマに、自主シンポジウムを企画しました。毎回たくさんの方にご参加いただき、活発なご意見をいただきました。

　2013（平成25）年に横浜、2019年に東京で大会を行った際は、実行委員として大会の運営に参画させていただきました。例年暑い中、さらに意欲で熱気あふれる参加者の皆さんが研究活動に専念できるよう、運営いたしました。

　2014（平成26）年からは、常任編集委員を務めています。自閉症スペクトラム研究は実践論文が多く、現場で活かせる発表が豊富に投稿されています。

　2013年度からは日本自閉症スペクトラム学会が共催団体となっている、世界自閉症啓発デー日本実行委員会に参加し、2015年度からは企画委員長を務めています。

　研究大会は実践研究、学校現場の目線ですが、世界自閉症啓発デーでは、広い目線での「啓発」の話、自閉症をはじめとする発達障害を知ってもらう機会となります。当日の4月2日は全国で啓発イベントを行います。全国各地のランドマークを青く照らすブルーライトアップは全国的な取り組みとなりました。私も毎年18時のカウントダウンから、徐々にブルーに染まっていく東京タワーを見上げています。

　例年4月の第1土曜日に新霞が関ホールでシンポジウムを行っていま

す。様々な方に、啓発のためシンポジウムに登壇していただいています。全国の市町長さんには、7年で18名もご登壇いただき、それぞれの自治体の特色ある取り組みを紹介していただきました。また、東ちづるさんやNHK発達障害プロジェクトを展開している齋藤真貴チーフプロデューサーの登壇、セサミストリートに登場する自閉症スペクトラムの女の子、ジュリアちゃんの紹介など、例年盛りだくさんの内容となっています。2021（令和3）年は動画配信となります。HPからぜひご覧ください。

　日本自閉症スペクトラム学会に参加してから、豊富な学びや出会いの機会をいただきました。今後も様々な場で、よりよい発表や報告ができたらと思います。

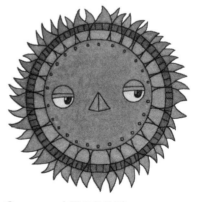

⑰　　太陽のあそび

---

# 私にとっての「日本自閉症スペクトラム学会」

梅原泰代

---

　私は、ご縁があって日本自閉症スペクトラム学会になる以前の「研究会」から、関わらせていただいています。当時の私は、横浜市内の情緒障害通級指導教室で指導をしていました。いわゆるアスペルガー症候群と思われる子どもを担当し、指導に悩んでいる時期でした。その子の実態を「研究会」で報告し、参加された方々から支援方法の助言をいただきました。その研究会には、以前横浜国立大学での内地留学中にご指導いただいた寺山千代子先生からのお誘いで参加しました。情緒障害通級指導教室で様々な特性のある子どもの指導に四苦八苦している時で、藁をつかむ思いで参加したのを思い出します。今思えば、当時の私は怖いもの知らずで、自閉症研究の第一人者である先生方から「特別な配慮を必要とする子ども達」への支援方法などを学ぶ機会に恵まれたのです。研究会に参加されていた先生方は、中根晃先生を始め、自閉症などの研究や実践の第一人者の方々で、私の拙い実践報告にも多くの助言をしていただきました。そして、その後の日本自閉症スペクトラム学会の設立以来、学会で学ばせていただき、微力ながらお手伝いをさせていだいています。年１回ある研究大会で、内地留学時代の友達や学会で知り合えた方々と情報交換をすることができ、また各地方で実践されている先生方のお話を聞けることを楽しみにしてきました。日頃は、仕事や家庭の忙しさなどを理由に不勉強の私にとって、研究大会などを通して日本自閉症スペクトラム学会で学ぶ機会を得られることは大変貴重な経験になってきました。

　通常学級の教員をしていた私が特別支援教育に携わるきっかけになったのは、教員になって14年目に自閉症のある子どもに出会ったことです。保護者と密に連携を図ったり、専門家に相談したりしたのですが、

勿論それまでの通常学級の指導では対応できず、その子にとっての学び
を模索し続けました。その後に特別支援学級での担任を経て、大学で1
年間、自閉症などの発達障害について学ぶ機会を得ました。寺山先生を
始め、その時にお世話になった先生方から学会でも学ぶ機会を得ること
ができました。日本自閉症スペクトラム学会に参加し、研究者の方々か
らの最新の情報、実践されている先生方からの具体的な指導方法などを
学ぶことができたことは、これまでの私の実践に大変役立ちました。特
に、内地留学後に担当することになった「情緒障害通級指導教室」では、
研究会で提案した事例を始め、知的に高いけれど、特別の配慮の必要な
様々な子ども達に出会いました。その子ども達の生活のしづらさをどの
ように通常学級の先生方に理解してもらい、連携しながら必要な社会性
を育てていけるのか、悩むことが多くありました。幼い頃よりいろいろ
な思いをもって育てていらした保護者ともどのように連携を図ったらよ
いのか、担当者達と毎日話し合いを重ねました。そのような日頃の悩み
を抱えながら、毎年研究大会に参加し、新たな情報を得て、指導、支援
の仕方を参考にさせていただいてきました。教育委員会に入ってからは、
教職員研修会の講演者の依頼に困っていた時に、講師の先生をご紹介い
ただきました。

　私は、現在、教育相談員として、保護者や在籍校の情報を得ながら、
小中学校の子ども達にとっての適切な教育環境や支援方法について判断
し、助言する仕事をしています。年々相談件数は増加傾向にあり、また、
相談の内容も複雑になってきています。子ども達の特性を把握し、その
特性を活かすとともに、子ども達が安心した学校生活を送れるようにす
るためにどのような教育環境が適切なのか、必要な支援方法は何かにつ
いて、指導の場とは違った悩みをもつ日々を送っています。これまでの
私の指導経験からは答の出ないことも多く、新たな情報を得ることの必
要性を日々痛感しています。そのような私にとって、学会で得られる様々
な研究者の方々からの情報や実践報告は大変役に立っています。

　学会が発足して以来 20 年間、私にとって、多くのことを学ぶ機会を得ることができ、また多くの方々と知り合える貴重な経験をさせてくださったことに感謝しています。そして、これからもこの学会が、自閉症スペクトラムのある方々に携わる多くの方々に学ぶ機会を与えてくださることを願っています。

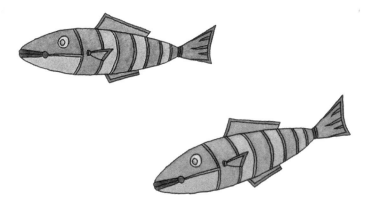

⑱　　　　　　　　　　空とぶ魚たち

# 息子が教えてくれたこと

大野寛美

　日本自閉症スペクトラム学会20周年まことにおめでとうございます。

　私は25年前、重度知的障がいのある長男を授かったことで、否応なくこの世界に仲間入りしました。当時は早期からの積極的な療育で予後が大きく変わると言われ始めていた頃でしたが、療育の場は少なく、スクリーニングも充実していないために「様子を見ましょう」という言葉で問題を先送りにされることが多々ありました。最重度の息子ですら療育施設に出会うまでに3年かかりました。親子ともに学び、取り組む中で息子は大きく成長し、就学の頃には、常にパニックになって自傷を繰り返す生活から脱却し、親子で手をつないで買い物に行くという当たり前の生活ができるようになっていました。その後主人の転勤による転居をきっかけに新たな親の学びの場を探している中で、日本自閉症スペクトラム学会に出会い、以降学ばせて頂いています。

　幼児期からの療育を通して、親が常に学んでいかなければ、問題行動は減らないどころか、共に生活すること自体ができなくなることを危機感とともに実体験してきましたし、私自身が障害児者のヘルパーを始めたことで、それらの危機は我が家だけの問題ではないことも感じています。そんな中、日本自閉症スペクトラム学会で教育や医療、福祉について最先端の情報を幅広く学ばせて頂くことは単に知識が増えるというだけではなく、研究大会などを通じて多くの支援者、先生方と交流させて頂くことで心強い支えを得られ次への実践の糧となりました。

　これからも成長を続ける子どもとともに学会で得る知識、支えをお借りして笑顔で生き抜く環境を構築しつつ、日本自閉症スペクトラム学会が今後ますます飛躍・発展されますことを心より願っております。

## 20周年、おめでとうございます

関谷晴雄・昌子

　私共の長男が就学時から、お世話をいただいた寺山先生のご縁で、学会の会員となりました。

　講座、研究大会などが、最寄りの関東地区開催の場合は、参加させていただきました。当事者たちの現状や環境を第三者的にみることができ、家庭の療育・教育の方針の参考になりました。

　寺山先生から描画研究ということで、本人の「ボトルの絵」を取り上げていただいたことで、本人の励みになったことでした。最近、「横須賀ヘーメット」の施設のしおりにも、「ボトルの絵」が掲載されています。

　親の意識も変わり、自信を持って子育てができたこと、大変有り難かったと思います。本人は、現在40歳代となりましたが、見かけだけでなく、中身もだいぶ大人になりました。

　私共も70歳代になり、今では、学会の会報、学会誌などを熟読して、勉強をさせていた だいています。

　これからも「日本自閉症スペクトラム学会」の更なるご発展をお祈りいたしております。

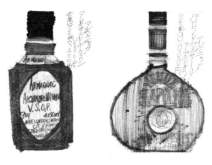

⑲　　　　ブランデーボトル

## 日本自閉症スペクトラム学会での学びから考えたこと

田中名帆

　日本自閉症スペクトラム学会の 20 周年に際しまして、心よりお祝い申し上げます。当会の益々のご発展をお祈りしております。浅学菲才な私が寄稿するのは大変恐縮ですが、思い出や研究について綴らせていただきます。私は大学卒業後、特別支援学校の教員となり、2013 年に入会しました。かつては私の父も会員で、夏になると 1 人研究大会へ出かけていく後ろ姿が印象的でした。私も会員となってからは、父が定年退職するまで毎年一緒に研究大会に参加しました。2016 年の第 15 回研究大会では、先輩の先生方とのご縁で、自主シンポジウムの話題提供をさせていただきました。「ただ実践を紹介するのでなく、何を伝えたいか意識するのが重要である」と助言をいただき、その言葉は今でも大切にしています。2019 年の第 18 回研究大会では、ポスター発表をさせていただきました。たくさんの支援者の方から、直接ご助言をいただく貴重な経験になりました。そして、2020 年には学会誌に実践報告を投稿させていただきました。背中を押してくださった先生や、こまやかなご指導を賜った先生との出会いにより実現できたことでした。こうして振り返ると、私はさまざまな学びの機会をいただき、それはとても稀有なことと思います。この場を借りて、ご指導賜りました皆様に感謝申し上げます。

　これまでの日本自閉症スペクトラム学会とのつながりを振り返ってまいりましたが、これからのことを少しお話させていただきます。私は今まで学校での支援の実践をもとに研究してきました。子ども達との日々を重ねる中で、ご家族のご協力によって支援ができるということを強く実感してきました。教員として子ども達とそのご家族に対して、少しでも力になれることがないだろうかという思いから、現在は大学院で家庭

支援について学んでいます。学校現場でできる支援を考え、実践する日を楽しみに研究に取り組んでいます。社会が急激に変化する中でも、オンライン学習を含めて学ぶ方法と機会は広がっています。この先10年はどのような時代になるのか、見当がつきません。しかし学び研究を続けることで、きっとこれから出会う子どもたちやご家族、社会に貢献できるのではないかと思います。学ぶことが、これからの時代を歩いていく力になると信じ前に進みたいです。お読みいただきありがとうございました。

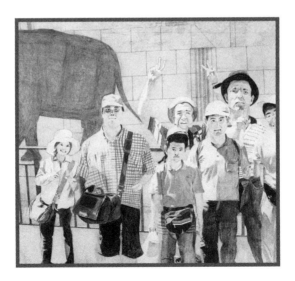

⑳　　　　　　　　　　動物園

# 学会 20 年の思い出

高村哲郎

　中学校教員として教師生活を出発した私は、生徒達からの激しい反抗、成立しなくなる授業、そしてなによりも生徒達と心が通じなくなっていることに悩み、ちょうど 30 年前に市内の養護学校高等部に転勤しました。担当生徒から頭突き・噛み付き・引っ掻きと激しい他害を浴び、悪戦苦闘の連続でしたが、自分がこの人の落ち着きを取り戻すんだ、と日々体当たりの対応を繰り返す充実感とやりがいに満ちた生活に変わりました。その実践が認められ国総研 (国立特別支援教育総合研究所) 短期研修に参加、寺山千代子先生に師事したご縁でこの学会に参加しました。創立 20 年を記念し、①支部資格講座②研究大会③研究誌、の 3 点から、深甚の感謝を述べさせていただきます。

　まず、第 1 の支部の資格講座で驚いたのは、普段接することのない領域、つまり教育以外の、医療・心理・福祉・アセスメント等、それぞれの専門分野で自閉症児・者支援に尽力されてきた専門家や実践者の話を間近に聴くことができたことです。一番印象に残っているのは、医師であり元衆院議員の F さんの医療領域の話のときのこと。F さんは議員立法「発達障害者支援法」の成立を担った立役者でありながら、それに一切触れず、医学的な見地から端的に自閉症支援の本質と課題をわかりやすく述べておられたのです。謙虚な姿に感動しました。講師選定の基準が、時流・流行や有名無名に関係なく、真摯に支援に取り組んでいる専門家かどうか否かであり、本学会の見識の正しさがわかりました。

　第 2 の研究大会についてです。学会で知り合った先生方のお誘いで、毎年のように自主シンポで登壇させていただく機会をいただきました。私は成功事例を紹介するより、現在進行中の事例を、専門の先生方や多くの参加者の助言をいただいて絶対に解決するんだ、という決意で臨み

ました。そのためには現段階で精一杯の思索・研鑽・実践が求められます。また、なんとしてもこの子を良い子にするんだ、と天下に宣言することで、肚を決めないといけません。毎年の大会発表が私の実践者としての成長を促していたのは間違いありません。

　第3の研究誌についてです。他害解消事例を投稿したとき、当時の編集委員長であった小林重雄先生から、速攻で全面朱の直しで染まった原稿が送り返されてきました。愚鈍で鼻息だけが荒い若造に実践報告の書き方を一から教えていただいていることが実感できました。学会の薫陶の有難さを今も実感しています。

　新しい20年も、学会が頑固ともいえる真摯で熱心な姿勢を貫き、自閉症のある方々への支援の輪を正しく広げていけるよう期待したいと考えています。


### 近畿支部の誕生の頃

　近畿支部誕生の淵源は、学会を創立し常に牽引してこられた寺山千代子先生と私が出会うことができたことと関係する。

　平成6年秋に国立特殊教育総合研究所の短期研修に派遣された際、担当教官が寺山先生だったのだ。私達研修生は先生から、自閉症教育に臨むにあたって鉄則を叩き込んでいただくことができた。

　一人ひとりの子どもの状態像を捉えるためには①検査②観察③出した刺激に子どもがどう反応したか、の3つによるべきこと、たとえ業界の権威者の言葉だからといって、それを鵜呑みにしては絶対にいけないこと、また巷間広められている障害名が必ずしも正しいとは限らないし、流行している療法が必ずしも子ども達に適するかどうかはわからないこと等である。その厳格さは私たちの支援姿勢を鋭く問い、障害名や療育方法に潜む宣伝・扇動・虚偽を見抜く正視眼を養うよう強く求めるものであった。

　研修から地元神戸に戻ってほどなく、翌年1月に起きた未曾有の阪神

142

淡路大震災によって街は甚大な被害に見舞われ、私たちの生活も激変した。勤務校が避難住民の方々でごった返す中、支援に動き回っていた私宛に、設置された無料黒電話群の1つが鳴った。なんと寺山先生からであった。

先生が久里浜の研究所の先生方と共に癲癇の薬品類を携え、神戸の交通機関寸断のなか救援に来てくださっていたのである。直接の契機が、短期研修生だった私の安否確認ができなかったことと伺い心が震えた。いざという時弟子の安否を気遣い動いてくださったことも、子ども達を正しく支援できる教員になれるよう厳しく薫陶してくださったことも、実は同じ根っこであると感じた。この仕事をする限り寺山先生に付き切っていく決意を固めた瞬間だった。

さて翻って、当時の関西なかんづく神戸の障害児教育の世界は、LD（学習障害）の大ブームの中にあった。話術巧みにLDを喧伝する学者の影響が大きかった。軽度の知的障害の子達も自閉症やADHDの子ども達もLD児だと扱おうとする風潮が蔓延っていった。「全般的な知的遅れがなく……」とする説明文は、学習支援の枠組みを変えれば「健常」な子どもに近づけれるのではないか、と淡い期待を抱かせるに十分であり、軽度でも知的障害なのに、LDなのだとする空気が醸成されつつあったのである。

さて神戸市では平成5年に制度化されるより随分前から情緒障害通級指導教室が随分前から運営され、小学校籍では軽度の知的障害や自閉症などの児童中心に中学校籍では不登校状態の続く生徒達が、週2回程度原籍学校を離れ通級で支援を受けていた。それ自体大変先進的であった。が、ここでも唐突にLD、LDとまるで新しい障害ができたように喧伝され、自閉症教育や知的障害児教育に専門的かつ地道に営々と取り組んできた先輩の先生方が、心ならずもLD解釈を強制され、許容量を超える仕事への対応を強制され続ける事態となった。体を壊して入院したり退職したりする先輩が続出し、私は大変に悔しく激しい憤りを覚えた。

LDの理論的な薄弱さはよくわかったし、この状況を正常化する必要を痛感した。こうした背景の中、平成18年11月、当時岡山で教鞭をとられていた行動療法の泰斗、小林重雄先生を支部長としてお迎えし、近畿支部（当時、近畿中国支部）の第一回講座を神戸の元町で開くにいたったのである。

　神戸市はこれに先立つ平成15年秋には件のLD学者の「通常学級におけるLD児への支援」なる基調講演を行い、全国に先駆けて特別支援教育にと取り組む姿勢をアピールしていた。しかしながら、皮肉なことに、この翌年の平成16年から、中学校後半期に療育手帳を取得して養護学校高等部に入学する生徒数が著しく増加する。さらには、養護学校（支援学校）の小学部・中学部に、情緒や行動の問題を主訴として入学・転学する児童生徒が増加傾向となっていくのである。本来のインクルーシブ教育の理想が推進されたとはとても言い難く、「この子はおかしい」とレッテルを貼り排除する勢いのほうが強いと感じる。この混乱の原因が、根っこに据えたLDなる障害がいかにもあいまいで間違っていたことと無関係ではないであろう。

　同じラーニング・ディスアビリティーズ（学習障害）とすれば、知的な遅れはないトム・クルーズのような読み障害をさすが、ラーニング・ディフィカルティーズ（学習困難）と読めば、知的遅れを原因とする学習困難であり、全く逆の意味となる。それ以外にもラーニング・ディファレンシーズ（学び方の違い）というのもあるという。学び方は違っても同じ頂上に到達できるというのであろうか。しかも医学用語のLD（ラーニング・ディスオーダー）は厳として存在するのだという。LDという同じ一つの用語で異なる意味を表そうとしているとすれば、これもまた怪しさを感じさせるに十分ではないだろうか。なんでもLDとする風潮はなりを潜め、DSM 5でもSLD（限局性学習症）となり、限定の度合いが強まってきたのは周知のとおりだ。

　今はLDに代わって発達障害という用語が大流行している。この言葉

も様々なタイプの人たち、例えば孤立しがちな人や一風変わっている人も巻き込んでレッテル貼りする場面が起きている。近畿の私たちは流行や宣伝にはまり易いのであろうか。

　近畿支部は、当初近畿中国支部として2006年以来神戸で5回、2008、9年には神戸と京都で2回ずつ、さらには2011年から京都の立命館で行った3年間を挟んだが、2014年には、自閉症児者の福祉施設の草創期を担った三重県のあさけ学園の近藤裕彦先生を支部長に迎え、以来年一回は大阪の新梅田研修センターにおいて資格認定講座と事例研究会を行っている。

　会員も教員・保育士、福祉施設の指導員・放課後等デイサービス等、自閉症の人たちを支援する職種の方を中心に、当事者の保護者の皆さんさらには自閉症当事者の皆さんにも広がっている。毎年の資格認定講座は講座開催案内と同時に申し込み者が殺到する。

　今後とも時流に乗った宣伝に絶対に流されることなく、有名無名を問わず地道に研鑽や実践を重ねてきた研究者・実践者を厳選して招いての講座を開催し、これまで以上に活発に研究活動に取り組んでいきたい。

# ＡＳＤ患者を診る歯科医院における本学会の意義について

鳥居　孝

　日本自閉症スペクトラム学会の 20 周年を記念し、心からお慶び申し上げます。

　私は静岡県三島市にて歯科の開業医をしております。会員の皆様に改めてご挨拶申し上げます。

　ASD 患者を診る上で我々が真っ先に取り組むことは、歯科治療に協力できるようにすることです。そのため患者にあった行動調整法をあれこれと検討してトレーニングを積んでいきます。専門的なアプローチ法については、日本障害者歯科学会の学術的な教育を頼りにしています。

　しかし、患者がそれらの訓練によって歯科治療ができるようになったとしても、それで全てが解決されるわけではありません。例えば待合室での突飛な動作や大声などの迷惑行動があります。一度歯科ユニットに座ってさえしまえば、我々からすると何の差し支えも感じないのですが、患者に付き添う保護者や施設職員にとっては、他の一般患者に対する配慮が受診をためらう要因となっているようです。このことは障害者歯科センターのような場所では問題にならないとしても、普通の歯科医院では意識が高まるのは容易に考えられることです。

　このような二次的な課題に関しては、本学会の学術大会から貴重な情報を数多く得ることができます。一例を挙げると昨年開催された明治学院大学での研究大会です。私は CLISP-dd 発達検査の活用をテーマにしたプログラム会場におりました。ディスカッションの時間にある小児科医から、このアセスメントは我々開業医にとってどんなふうに役立てられるかという質問がありました。私も全く同感であったので自分ならばどう答えられるか考えました。答えを整理すると以下のようになりました。

　CLISP-dd の検査項目は日常生活の多岐にわたる項目で構成されており、その中には迷惑行動についても複数の具体的な実例があります。それらの調査によって、例えば大声が「社会自立」の障壁となっていることなどが浮き彫りにされるわけです。

　このアセスメントを活用するならば、我々も待合室での問題に対してエビデンスに基づく二次的課題の支援に介入できると考えました。声の大きさを 4 段階で警告する絵カードなどは多職種間で一律にしておけば、医療の現場においても「社会自立」の連携に協力できるのではないかと考えました。

　残念ながら現段階において、このアセスメントは歯科領域に浸透していません。それで私の第一歩として、障害者歯科における本学会の意義を明確に示し、ポピュラーなものにしていくことから着手していこうと思います。

# 日本自閉症スペクトラム学会20周年に寄せて

中川隆子

20周年おめでとうございます。

私どもの社会福祉法人慈光学園は、今は亡き祖父母が恵まれない子ども達のために昭和33年5月に創設した園で、3万坪の自然豊かで広大な敷地に建てられております。場所は茨城県で、筑波山を東に、富士山を西に仰ぐ、関東平野の猿島野にあります。敷地には、塀もなくオープンになっております。知的障がい児施設「慈光学園」(昭和31年、その後「良児園」に変更)を創設し、昭和33年に認可施設となりました。その後、幼児のための「さしま保育園」(昭和41年)を開設し、続いて知的障がい者福祉ホーム「慈光ホーム」(平成元年)を、入所者の成長にともないグループホーム「すりいないん」(平成10年)を開設してまいりました。老人になったときの「老人ホーム」を考えていたところ、茨城県、坂東市の協力をいただき「特別養護老人ホーム」(令和2年)を設立いたしました。

寺山先生とは、台湾の知的障がい者の研究会で、ホテルが同室だったことから、園においでいただくようになりました。自然豊かな園が気に入られたようで、行事などに時々参加してくださり、日本自閉症スペクトラム学会(以下、学会)のお話など伺っておりました。学会の講座で、慈光学園のことを紹介させていただきました。

また、学会の「資格取得者のための研修会」(令和2年)を予定しておりましたが、コロナ禍のもと、残念ながら中止になってしまいました。

ご縁があって慈光学園に生活することになった人たち、子どもも大人も共に支え合って、「生まれてきて良かった」と思えることを少しでも増やしていきたいと願っております。

日本自閉症スペクトラム学会のますますのご発展をお祈りいたしております。

---

## 日本自閉症スペクトラム学会の存在に助けられ、今の私がある

鍋島純子

---

　私は、精神訪問看護に勤務することになり、日本自閉症スペクトラム学会に入会した。私は看護師で精神科看護は久しぶりだった。精神科病棟で勤務していた頃は、自閉症スペクトラム症（以下 ASD）という診断がある患者はいなかった。訪問看護で初めて ASD と診断を受けておられる方と接することになった。ASD の知識がないことから対応に不安があり、悩むことも多く調べているうちに、学会の存在を知った。すぐに入会し、研修に参加し学習を深めていった。支援士の資格もとることができた。それは、私の自信にもつながった。

　私には、三人の子どもがいる。その中にステップファミリーとしてあらたに家族になった娘がいる。

　出会った頃は 3 歳だったが、幼少期から一般的ではない行動が多く、実子のようにはいかない育てにくさを感じていた。落ち着きのないのも年齢が小さいから仕方ない、自分の思い通りにならなければ癇癪を起こし手がつけられない、子育てに日々悩んでいた。精神訪問看護に勤務しだした頃、娘は小学 3 年生になっていた。学会に入会し学習を深めていると、娘の行動と重なる部分が多いことに気が付いた。ひょっとして、娘は ASD なのではないか、学習を深めるほど、その思いは強くなった。児相に相談に行き、結果、ASD・ADHD の診断を受けた。娘の成長とともに娘の支援体制を考え、今は学習支援の目的にて放課後等デイサービスを利用している。この春に娘は娘自身の希望通り、公立高校に合格した。春から高校生である。

　私は、看護師であり、ASD 児の家族でもある。学会の存在がなければ、看護師としての成長もなかったし、親としても、毎日自分自身の子育てを責め続けていたであろう。あの時に、この学会に出会ったからこ

そ、今の自分と娘がある。そう思うと感謝しかない。この学会があることで私のように救われている者がいることを感謝とともにお伝えしたくて投稿した。ありがとうございます。

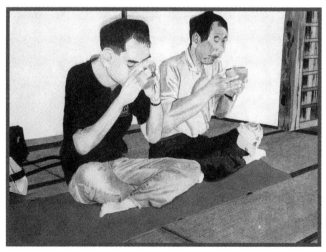

㉑　　　　　　　　　　　　　**お茶会**

# あなたの学校を借りたわよ

長谷川安佐子

　学会が 20 周年とは、びっくりです。

　記念誌を出すという話があってから、第 1 回目の立ち上げの会をやったのが、新宿区の私の学校だったと聞かされました。あまり定かな記憶がないのです。

　寺山先生にも「あなたの学校を借りてやったのよ」と言われました。

　年数を計算してみると新宿区立戸塚第二小学校の時です。高田馬場の駅前の学校だったので交通の便が抜群でした。その頃通級学級の担任で都情研（東京都公立学校情緒障害教育研究会）や全情研（全国情緒障害教育研究会）との関わりが深かったので、便利ということで、良く会場を貸していました。

　「あの時あそこが借りられてとても助かった」とも寺山先生に言われました。ランチルームだったのか、会議室だったか、どの部屋かの記憶もあいまいで、そのことを書けないのが申し訳ない限りです。会の所属人数も少なく、参加者は 41 名だったとか。その頃の私には今の学会の発展は全く想像がつかないものでした。

　自閉症スペクトラムという、人との関係がもちにくい障害に関わる人たちが集まっているのに、不思議に人間関係が広がって密になっていくのが私には不思議です。

　新卒 1 年目でたまたま担任した自閉症の子から始まり、希望して目黒区内の五本木小通級学級に転勤してから、自閉症の子ども達、保護者達、そして取り巻く教育現場の教師達、研究者達、お医者さん達とも出会い、いろいろな刺激を受けてきました。

　五本木小ゆりのき学級での様々な出会いの中に、国総研の寺山先生もいました。

　自閉症の子ども達の画集をコレール社から出すために、子ども達の絵を持ち寄ったことが思い出深いです。

　その画集「風の散歩〜小さな芸術家たち〜」には、通級で担任した女子の絵があります。6年生の時に通級の小集団指導で「友達の洋服を説明する」という授業をしばらく続けたことがありました。友達への関心もなかった子が急に興味を持って絵を描くようになり、何年も前の友達の絵を日付け入りで描いたことに驚かされました。自閉症の子の記憶の奥深さを感じました。

　その後も「自閉症スペクトラム辞典」や「自閉症スペクトラム児・者の理解と支援」（教育出版）にも関わらせて頂きました。

　大会参加はあまり多くはないのですが、明治学院での大会準備委員をさせていただいたり、講座を受け持ったり事例研究会にも関わらせて頂きました。

　お茶出しの係の時には、講座を受け持った先生と寺山先生の雑談を楽しく横で聞かせてもらったことも良い思い出です。

# 自閉症スペクトラムのある人が笑顔で暮らすために

東　真盛

　20周年、おめでとうございます。2006年より活動に関わらせていただき、日々の実践を通じて感じた事を整理するよい学びの時間をいただいたと感謝しています。

　現在、福祉を取り巻く環境は、目まぐるしく変化しています。地域で笑顔で暮らし続けるためには、自閉症スペクトラムのある人やその家族の努力だけでは限界があります。自閉症の人が社会に合わせるのではなく、自閉症の人たちが住みやすい社会をどのように作って行くかを考えなければいけません。

　人は誰しも「弱み」、「不都合さ」を抱えています。また、人それぞれステキな「強み」も持っています。いろいろな人がいるのが普通の社会です。人が影響し合ってステキな社会を作っています。ところが、自閉症のように「見た目ではわからない障がい」もあります。「わからないこと」は、無理解や誤解につながり、時には対立になります。正しく理解することが支援の始まりです。

　しかし、自閉症スペクトラムや発達障害という言葉を知っていても、見たことや接したことのない方に理解を促すことはとても難しいのが現状です。そのためには、私たち支援者が自閉症スペクトラムと一括りにするのではなく、一人ひとりの特性をしっかり捉えて支援し、街中でともに笑顔で活動する姿を地域の方に見てもらうことが一番の近道なのではと思います。何よりもその人に合わせた余暇支援、コミュニケーション支援、自己決定機会の提供が、心の安定と困った行動の軽減につながることを実感しています。

　また、私たちは異なる文化を持つ人たちや認知・感覚に特性のある人たちと接することで、多様な価値観を受け入れる寛容性が、私たちの人

生を素晴らしいものにしてくれることを学びました。そして、一生懸命に自閉症の特性に向き合っている本人と家族の姿勢から感動と勇気をもらいました。

　このことは、自分自身のこの仕事に対するモチベーションにもなっています。そして、地域共生社会の実現につながるものだと思います。彼らは、自閉症の特性がある以外は普通の感情を持つ人であり、心豊かな社会を作るかけがえのない存在なのです。そんな彼らを好きになり、目の前の困っている人の気持ちに寄り添い、その理由に目を向け、想像力を働かせることのできる優しい人、そして仲間と共に地域で支え現場をワクワクさせる人材が増えるとどんなにステキでしょう。この人材育成が、専門機関の大切な仕事なのではないでしょうか。

　これからの地域作りには、「より良い社会を実現するために人々が力を合わせること、心ひとつになること」が求められていると考えています。互いを尊重し、寛容な精神を持ち、必要なことを確実に実践しながら、障がいのある人も障がいの無い人も相互に理解し、支え合える社会の実現のために地域の仲間たちと取り組んでいきます。

# 20年後の息子と私

松田裕見子

　日本自閉症スペクトラム学会が20周年をお迎えになられましたこと、本当におめでとうございます。創立当初から主人が末席を汚させていただいていますが、この様に大きくご立派な組織になられましたこと、そしてそのために目にみえない処で、沢山の努力がなされたであろうことを推察し、心から敬意を表させていただきます。

　さて、この20年という同じ時間を私と息子はどの様に過ごしてきたのでしょうか。

　振り返ってみると、良いことばかりでない辛い日々も多くあった20年でした。

　一生懸命頑張ったことが報われることは少なく、やさしい心の持ち主である息子は、傷つきずっとその後遺症を抱えて生きている処もあります。

　時折思い出しては、あの時こうすれば良かったのではないか、ああすればもっと別の結果が得られたのではと悩んだり、後悔したりすることもあります。

　情無いことですが……。

　それでも息子は、46才のだいぶ太り気味のオジさんとなり、私は71歳の堂々たるオバアさんです。

　先日転勤でお別れしたスタッフの方からいただいたカードには、「松田さんの穏やかさと、笑顔にいつも心がほっこりしました。」とありました。そうなんです。私も同じなんです。それを何よりも大切に守って、一緒に歩める処まで歩んでいこうと願っています。

　最後に、息子が20才になった時贈った言葉を（今も変わらず思っていることなので）又、贈りたいと思います。今まで息子を支えて下さった方々への感謝と共に。

「さまよえる異邦人の様な立場だったことでしょう。小さな頃から、私のした苦労の何倍何十倍もの苦労をしたことでしょうに、生きにくい中を頑張って生きている姿をみせてくれて、本当に本当にありがとう。」

## いたちごっこ

障がいのある息子を育てる上で、特に小さい頃、多くの方から有益な助言を頂いた。無論、全て助言どおりにすることは出来なかったけれど、親として私達なりに努力を続け、今、本当によかったと感謝していることがいくつかある。

一つは、幼稚園時代、園長先生が「家の中を荒らされてもめげないで片付け、こうやってきれいに暮らすんだということを教えなさい。」とおっしゃったことだった。丁度その頃、息子は一日の合計睡眠時間が3,4時間という状態で、疲れ果てた私が、昼間ふとうたた寝でもしようものなら、サア大変、ドロボウと台風が一緒にやって来たかのような惨状になることもしばしばであった。余りのことに時として涙をこぼしながらも、息子に荒らされないようにと物をしまいかくすという様なことは決してしないで、汚れた物はふき、壊れたものは補充しながら、その度ごとに教えて教えて暮らしてきた。それはつまる処、息子に人間らしい生活をして欲しいという私達の願いの表れであったと思う。

それこそ長い積み重ねの今、「片付けてネ。」も「そっと大事にしてネ。」も「もっと丁寧にネ。」もそれなりにわかる息子になってくれた。このことが、家族にとってもどれ程の平安と幸せを与えてくれていることだろう。私達は、自分の好きな物に囲まれて、さっぱりとした家の中で気持ちよくくらしていられる。

もう一つ、これは多くの先生方から助言していただいたことだけれど、「小さい頃に、いろいろなところに連れて行き、沢山の体験をさせてあげて下さい。」ということだ。

しかし、小さい頃は、出掛けると道中でいろいろとトラブルを起こし、

156

やっとたどり着いた目的地では余り嬉しそうな顔もしないことがほとんどで、我家に帰り着いてホッとすると、こちらにも空しさと疲ればかりが残っていた。唯一、食べることだけは大好きだったので、嬉しそうな顔がみたくて、食事にはよく連れて行った。気おくれしそうな心を励まし、少しきちんとしたお店にも出掛けた。そして、そうしたところの方が、心配りが行き届いていて、息子に何か粗相があっても余り辛い思いをしなくても済むということも体験的にわかって来た。

渋谷のロシア料理店に初めて出掛けた時、次の料理が早く出てこないか厨房をのぞき込みにいってしまい冷汗をかいたが、そこの支配人さんは一緒に来ていた娘の気持ちをおもんばかって下さったのだろう、可愛いロシア人形を下さった。以来、このお店に時々出掛けることが家族の楽しみのひとつになった。

そして今、父親は新宿のてんぷら屋で、息子と並んでカウンターに座り、揚げたての天ぷらを食べさせながらビールも飲んでくる。いつの間にか息子を楽しませるだけでなく、私達夫婦にとっても大いなる楽しみとなって来ているのを感じる。

大変だったその昔、こんな日を迎えられると想像できたであろうか。そう思うと、数々の助言と助言を下さった方々に心から感謝の念が湧いてくる。これからも息子の心に楽しい思い出を増やし、自分でも夢を拡げていける様な経験をさせたいと心から願っている私達である。

（詩誌　銀河 第 4 号より）

## 話せるじゃない

まもなく満 20 才を迎えようとしていることばのない長男が、風呂に入っている。寛いで、ゆったりとした表情で、大きな体を小さな湯船に沈めている。

こんな年頃の息子の入浴などのぞくものではないのだが、体を洗ったりの手順がまだまだ充分に身についたとは言えないので、仕方なく私が

風呂の戸を少し開けて、様子を見ながら外から声をかけたりしている。ついこの間まで、何かに追いたてられている様な入浴の仕方で、きつく促されて何秒か湯船に身を沈めるのがやっとであった。

　この変化を夫に話すと、小さい頃から一緒に入浴して来ている夫もそれと気づいていたらしく、二人で「隆一も年をとった」といい、ふっと笑い合った。

　このことを私は、息子の通所している作業所の連絡帳に記し、息子をよく知ってくれている2、3の人にも話してみた。書くたび、話すたび、この話がとても気に入っている自分を思い、幸せな気持ちさえするのであった。しかし、周りの人の反応は、私の気持ちとは大分距離がある様だった。

　考えてみれば、それは当然な反応であったが、少し淋しい気がし、又、その反面、宝物を他の人に知られることなく夫と二人だけでじっと見詰めている様な充足した感情もあった。この充足した感情をつきつめてみれば、それはきっと「安心した」ということなのだろうと思った。

　普通に生まれず、普通に成長して行けなかった息子にも、公平な時の流れとともに、普通のことがおとずれ、これからも増えていくだろうという安堵感。

　そして今は20年間という長い間、出来るようにしてやりたいと願い、努力しながらも、その大方は依然として出来ないままの、この大分くたびれてきた母親に、「そう必死にならなくても大丈夫だよ」と、神様が教えて下さったことだという気がしている。

　息子に「お湯につかる気持ちよさがわかる様になったなんて、話せるじゃない」と肩を叩いて言ってやりたい。息子はいつもみたいに照れて、目元をくしゃくしゃにして、「ダ‼」と言うだろうか。

　今夜も息子は、目を細めて、湯船につかっている。それをみている私も、暖かいお湯の中で四肢を伸ばしている様な心地よさをおぼえる。

（詩誌　銀河 第2号より）

## 冷たい麦茶

　障がいを持って生まれた息子との生活も 20 年になった。辛いこと、苦しいこと、悲しいことが沢山あった筈なのに、記憶を辿ってみると、そうしたことは、これといって浮かんでこない。代わりに幼かった息子の、ちょっと首をかしげたかわいい笑顔とか、握った小さな手の感触などと共にうれしかったことばかり思い出される。

　息子が養護学校小学部の 4 年、あの時にこんなことがあった。

　暑い夏の日だった。家には私と息子しか居らず、私は、ひどい夏風邪で、文字通りウンウンうなって横になっていた。いつも他人の事には関心がなく、自分の世界にとじこもり勝ちにみえる息子にも、ただならぬものが感じられたのだろう。横になっている私の周りをウロウロしていた。高熱のため、どう仕様もなく喉が渇いていた私は、必死であったが一方で、駄目だろう、わからないだろうと思いながら、「隆チャン、ママは喉がカラカラだから、コップにお水を入れてきて」と話しかけた。

　手振りをまじえて、二度三度と頼むように言った。暫くして、息子は台所の方へ歩いていった。蛇口をひねる音がした様だ。「わかってくれたんだ」と、ホッとした私の前に、息子がコップをさし出した。みると、コップの中には、水でなく冷たい麦茶が入っていた。

　その時の私の驚きは、例え様もなく、嬉しさで胸がいっぱいになった。どうひいき目にみても、そんな気の利いたことが出来る子と思っていなかった。

　息子は言葉もなく、こちらの言う事も通じることは少なく、親にとっては、頭の痛くなることを次から次へとしでかす、まるで正体不明の宇宙人のようだった。しかし、この出来事で、私は息子の真の心と姿を知ることができたと思った。

　それ以降、がっかりさせられることは数え切れなくあったけれど、この１回きりの冷たい麦茶の、私へのサービスの思い出が、私を支え、息子との繋がりを確かなものにしてくれているように思う。

　現在の息子は、相変わらずの面も沢山あるけれど、少なくとも正体不明の宇宙人などではない。千支は丑年、星座は乙女座というのが何となくうなずける 20 才の男になった。草原にのんびり遊ぶ牛のように、やさしい目をして、平和な時間を過ごしている。

（詩誌　銀河 第 3 号より）

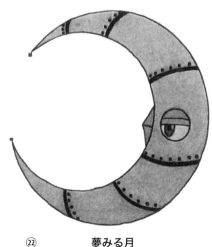

㉒　　　夢みる月

160

## たくさんの出会いの機会に感謝を込めて
森戸雅子・武井祐子・難波知子・三上史哲・宮崎仁・岩藤百香・小田桐早苗

　日本自閉症スペクトラム学会が 20 周年を迎えられましたことに対して、心よりお祝いと感謝申し上げます。

　日本自閉症スペクトラム学会は、他の専門職の学会と異なり、当事者と家族と支援者が一緒に参加できることに意義があります。学会第 16 回研究大会（2017 年福岡）にチーム全員ではじめて参加しました。当事者と家族と支援者が同じ会場に集う会場で、当事者の率直なご意見、ご家族や支援者からの温かい応援メッセージは、緊張していた私たちに多くの示唆を与えていただき、その後の原動力になりました。

　2014（平成 26）年に川崎医療福祉大学の専門領域が異なる教員と地域の保健師で多職種チームを結成し、結成時の思いや原点を忘れないために、日本古来、野山に咲くクレマチスの一種でカザグルマ（風車）の 8 枚の花びら（正確には萼）を 8 人の研究組織を意識して、「チームクレマチス」と命名しました。クレマチスの細くてもしなやかで強い蔓の特徴にチームが目指す継続と連携を意味づけています。病気や障害があっても住み慣れた地域で暮らす人々と家族と支援者が生涯にわたってつながる情報共有システムの構築をめざし、チームクレマチスで感覚特性サポートアプリ「YOUSAY」の開発を手掛けています。

　第 17 回研究大会（2018（平成 30）年花巻）では、自主シンポジウムを開催し、ASD 児のご家族や支援者と意見交換ができ、災害時や緊急時に感覚特性にともなう他者との関係性に苦慮しながら家族が対処する実際の理解を深めました。第 18 回研究大会（2019（令和元）年東京）の自主シンポジウムでは、様々な環境の中で感覚特性など個々の多様性を理解しつつ、環境調整する重要性が語られました。必要時に支援者とつながるためのご家族の努力やご苦労について、会場全体で共有でき、次回へ向けての

課題も活発な意見交換がなされ、学会が継続的に家族支援に貢献していることを実感しました。

　感覚特性サポートアプリ「YOUSAY」は、感覚特性にともなう困難や対処を記録するだけでなく、プラスの情報（好きなこと、得意なこと）も大切にしています。当事者と家族と支援者をつなぐ力を最大限に引き出せるツールとなるよう願っています。アプリ名を「YOUSAY」とした思いは、感情表出が苦手であってもコミュニケーションツールになる願いも込めています。今後もチームで学会に参加し、参加者の方々と学びを深め、自由な発想、人と人との絆、つながり、連携、継続、協働、多様性を大切に継続的に互いの成長を喜び合える幸せを感じられる場として、大切な時間を共有していきたいと考えています。

私の 20 年の歩み〜娘の誕生から今日まで 30 年を振り返る〜
山田登美子

　日本自閉症スペクトラム学会との関わりは、2001（平成 13）年の年度末
に「寺山先生が自閉症の研究をしている先生方と教育研究会を立ち上げ
たから、みんなで参加しましょう」と、内地留学の仲間から声がかかっ
た事から始まったように記憶しています。その内地留学とは、前述の研
究会総会の 6 年前、1995 年 4 月から横浜国立大学教育学部臨時教員養
成課程病虚弱教育コースで障がい児教育を学んだ 1 年間のこと。寺山先
生には『障がい児のコミュニケーション指導』という授業で出会い、講
義だけでなく障がい児者、特に自閉症の子ども達の教育の場、医療・療
育の場、福祉の現場の見学に連れて行っていただいたり、取り組んでい
る方々、支援者、育てている保護者の方々に会わせていただいたり、普
段ではできない、その後に繋がり拡がっていく様な見学や貴重な出会い、
学びを経験させていただきました。そのようにお世話になった寺山先生
からのお誘いと聞き、また皆と一緒に学べるならと参加した事がスター
トでした。
　20 周年と伺って、まだ数年前のことのような感覚がありますが、も
う 20 年の歩みになるとはと、今感慨深く振り返っています。
　私にとって研究会との歩みは 20 年。その 10 年前の 1989 年（平成元年）
第 1 子の真理が誕生してからの 10 年を加えて、30 年の歩みになります。
1 歳半検診で「筋肉が育ってない」という事で、大学病院の専門小児科の
検査（血液検査では筋肉が育ちにくい数値で、足は内反足と診断、後に偏平足も）
と超早期療育の訓練に通い、2 歳の頃、運動・筋肉の発達の問題もある
が、距離感・正眼視など見え方の問題が影響しているのではないかとい
う事で、子ども医療の眼科（内斜視と診断）に通いました。身のこなしが
ぎこちなく活発に動けなかったこともあり、ひとりでじっと絵本を見る

ことと音楽を聴くことが好きで、2歳半ごろから絵本の文を諳んじるようになり、3歳を過ぎる頃には20〜30冊の絵本を諳んじ、30〜40曲ほどのクラッシックの曲名を言い当てることができました。保育園ではみんなの動きの速さに付いて行けず、独り言を話しながらひとりで遊ぶか保育士さんに抱っこされていることもありましたが、周りの子ども達は自分とはちょっとちがった真理と一緒に遊んだりお世話したり、親しみをもって接してくれました。ただ親として、2歳か2歳半頃から「この子の感性とかコミュニケーションとか発達とか、何か標準的な子どもとちょっと違っているかな」と感じ始め、3歳の時に児童相談所で相談、そこから療育センターへ。そこで医師から「自閉傾向がありますが、まだ未分化な部分があるのでもう少し様子を見ましょう」という見立てがあり、自閉傾向の娘を育てる歩みが始まりました。

　当時、私は小学校の教師でしたが、少しでも自閉傾向の娘を分かりたい、障がいや発達について知りたい一心で養護学校へ転勤し、1年後、障がい児教育の基礎基本を専門的に学びたいと内地留学をしました。そこで出会った寺山先生を筆頭とした先生方、コースの仲間、多方面の見学・訪問、行く先々で出会い触れ合った方々から学問的な理論や知識、知恵や技術、創意工夫の数々と視点や考え方、生き方まで学ばせていただき、頭が付いて行かないほど多くの学びを得て、忙しくも充実した、感動の毎日でした。

　この年、小学校入学前に療育センターで行った行動観察やK-ABC、WISC-Rなどの検査の結果、医師から「LDです」と診断され、LDの治療教育研究所での諸検査から「LDの中の算数障がいです」と判定されたことを受け、これからどの方向に歩いて行けばいいか霧が晴れ、道が見えた様な気持ちになったことを覚えています。

　更に、寺山先生がいらした当時の国立特殊教育総合研究所の分室で、寺山先生に娘の行動や様子を見ていただき、育てていく中での具体的な提案や助言をいただいたことで、今日からの私の歩き方、大切にし

ていくことをつかむことができ、心がふうっと軽くなり安らぎました。キーワードは「ていねいに！」。ていねいに見て、ていねいに汲み取って、ていねいに考えて、ていねいに関わる。ていねいに育てる。一緒に歩く。

　内地留学の1年間は娘と接する時間は少なくなったものの、学ぶほどに娘の行動も何か訳があり思いがある、何だろうと余裕を持って観察できるようになり、そこから接し方や育て方を模索し、より良い寄り添い方、伴走の仕方を紡ぎ出す事ができるようになったと感じました。

　あの時から「ていねいに！」を心がけて、娘と歩き、養護学校の生徒・保護者のみなさん、地域の支援者のみなさんと今日まで歩いてきました。

　自閉症、発達障害、LD……自閉症スペクトラムを取り巻く環境、教育、医療、福祉、研究、社会の認知、理解など、この20年で変わってきました。研究大会に参加する度に、たくさんのいろいろな研究発表や講演を通して学び、新たな課題を持ち帰ったり、様々な立場の人たちとの語り合いから気付きやヒントをもらい、家庭で学校で戸惑い悩みながらも子ども達の愛おしさと力強い魅力に引っ張られ押されて、30年以上続いています。

　笑顔が可愛い我が娘、いるだけで周りを笑顔にしてしまう我が娘、自閉傾向がありLDで身体障がいのある我が娘、私を親、教師、人間として育ててくれた我が娘、生きるエネルギーを与え続けてくれた我が娘、私がこの研究会に関わるきっかけになり、続ける力の源である我が娘は、21歳の2011年2月11日に急性心不全で帰天してしまいました。あまりに突然の喪失から、自分自身の生気も感じられず空になったような無の時間が流れましたが、21年間共に生きてきた貴い時間に感謝し、家族に支えられ、「お母さんは障がいを持った子どもたちの教育にがんばるんだよね」という真理との約束をエネルギーに、「ていねいに」を心に、再び娘に笑顔で会えるまでこれからも歩み続けていくでしょう。

# 学修することの大切さ

星槎大学　依田真知子

　20周年記念誌の発行おめでとうございます。私は星槎大学で事務方として勤務しております。「発達障害」、「自閉症」等聞きなれない言葉を耳にして、まったく分からなことばかりでした。

　そのような中、多くの方とかかわっているうちに、基礎的な事だけでも学んでおきたいという気持ちになりました。「日本自閉症スペクトラム学会」と星槎大学が連携し、「自閉症スペクトラムサポーター」の資格が取得できると寺山先生に伺い、学修をはじめ、2008年に自閉症スペクトラム支援士（STANDARD）を取得いたしました。さらに、2011年4月に自閉症スペクトラム支援士（ADVANCED）を取得いたしました。

　私が、日々の対応の中で、心がけていることは、学会誌に掲載されていた市川先生のお言葉（市川, 2013）」です。「自閉症児者とのお付き合いでは、彼らがもっているプライドを傷つけることなく、彼らの信頼を得ることが、適切な支援をおこなう第一歩と考えます」。

　星槎グループの中で「社会性を身につけるためのソーシャルスキルと生活自立のためのライフスキルを学ぶための適応自立支援コースがあります。ここには発達がアンバランスと思われる学生たちや、社会に出て働くために必要な力をじっくり身につけたい学生たちが学んでいます。そのコースを手伝うことになり、担当の先生の下、SSTの授業を企画する機会を頂きました。学生たちの就職活動の時期が近づいていたので、自己アピールをする練習が必要と思い、自分の好きな音楽の紹介をプレゼンする授業を行いました。自分で選曲し、動画を見ながらどこか好きなのかみんなの前で解説したり、意見を聞いたり、学生たちは、授業に積極的に参加してくれました。プレゼンの授業を通じて、学生たちの信頼を少しばかり得ることができたと思いました。授業としてはまだまだ

未熟なものでしたが、学生との距離も近づき、授業者としての第一歩を
踏み出すことができました。

　これも、「日本自閉症スペクトラム学会」に入会し、学ぶ機会を得た
からです。学会を運営されてこられた諸先生方に感謝するとともに、会
員の皆様の御活躍をお祈り申し上げます。

# VII
## これからを見据えて

# これからの司法について

日本自閉症スペクトラム学会会長　市川宏伸

　自閉症と触法の問題は、以前から話題になっているテーマである。多くの国民は、自閉スペクトラム症（ASD）（自閉スペクトラム症：アスペルガー症候群を含む）は犯罪を起こしやすいと考えている。しかし、「自閉症者が犯罪を起こしやすい」という証拠はない。このことはマスコミの報道姿勢に問題があると思われる。理由が分かりにくい犯罪が起きると、記者は疑問を感じ、詳細に記事にする。何回も記事として取り上げ、最後に「鑑定の結果、アスペルガー症候群であった」という記事が何回も繰り返されると、国民が誤った観念を植え付けられるのは自明の理である。実際には、ASD 者は自分の気持ちをうまく伝えられないし、相手の気持ちを理解するのも苦手である。オレオレ詐欺にかかりやすいことがあっても、記者は興味を持たないから記事にはならない。このようなことが、大きな社会的話題になった例として有名なのは、大阪地裁で行われた判決である。

　2012（平成 24）年 8 月、大阪地裁は、「小学校 5 年生から約 30 年間引きこもっていた男性（42 歳）が、生活用品を届けに来た姉を刺殺した」事件において、検察官の求刑 16 年を上回る 20 年の判決を出した。裁判長は、「①アスペルガー症候群があるため十分な反省ができないため、社会出た際に同様の犯行を繰り返す可能性がある」、「②社会の中に、アスペルガー症候群に対応できる受け皿がないため、再犯の恐れがあるため、出来るだけ長く刑務所においておくべきである」（要旨）と述べた。これには、マスコミを初め多くの団体がこの判決を問題視した。「①アスペルガー症候群があるから反省できないという根拠はない」「②アスペルガー症候群があれば、犯行に及ぶという根拠はない」、「③アスペルガー症候群などへの社会的受け皿がないのは、犯行に及んだ被告人の責任ではな

く、社会の問題である」、「④社会の支援が十分に行われなかったから、30年間も引きこもっていたのに、その責任を被告人に負わせるのはおかしい」、「⑤アスペルガー症候群に対する誤った認識をもとに、長期間刑務所に収容することは、アスペルガー症候群の人を社会から排斥する考え方である」（日本自閉症協会要旨）とされた。この件は大きな社会的話題になり、控訴審で14年に減刑された。

この時に分かったことは、ASD（アスペルガー症候群）の本質を裁判員裁判の裁判員をはじめ、司法関係者もよく理解していないことであった。2005（平成17）年に施行された発達障害者支援法には記述がなかったが、2016（平成28）年の改正では、「司法上の配慮が必要」なことが明記された。

このことは司法分野だけでなく、精神医学の分野でも同様だと思われる。ASD（アスペルガー症候群を含む）を代表とする発達障害そのものを精神医療の中で十分に理解している医師は少ない。精神科医の多くは、統合失調症や抑うつを対象にしており、司法精神医学に関わる医師の多くも発達障害には詳しくなかった。結果として、ASDやADHD（注意欠如多動症）により引き起こされた犯罪への配慮が乏しかった。発達障害を専門とする医師は児童精神科に多く、精神鑑定に関与することは少なかった。

大阪地裁の判例が出てから約8年経ち、精神科医の中でも発達障害に詳しい医師は増えており、裁判の際に発達障害を理解している医師が加わるようになった。司法の世界でもこの判決への反省は大きく、様々な点で改善が見られるが、まだ十分とは言えない。今後、社会的にASDをはじめとする発達障害が十分に理解され、社会に受け入れられることが期待される。

# これからの地域医療

平谷こども発達クリニック　平谷美智夫

## 1. 発達障害の医療に欠かせない療育の視点（表1）

　尊敬する恩師から私が学んだ小児科学は『1に診断、2に診断』です。発達障害の医療においても私は『診断』を重視します。私は比較的早い時期（1989年ごろ）から発達障害に携わり、最近やっと注目されるようになったディスレクシアに携わってからもすでに15年になります。私が他の臨床家よりかなり早い時期に発達障害やディスレクシアの存在に気づくことができたのは診断（広い意味で病気の存在に気づくこと）をベースにしているからだと考えています。かと言って治療や療育をおろそかにしているわけではありません。クリニックには心理・ST・PT・OTに加えて特別支援教育を経験された優秀な元教員も多数在籍し、発達障害児・者を幅広い立場から支えています。

　自閉症スペクトラム障害・注意欠陥多動性障害・学習障害などの発達障害の医療において療育の視点は欠かせません。療育については**表1**のように考えています。医療が発達障害児者を支えようとすれば福祉・健康科学・教育・労働・環境衛生などの分野の人たちとの連携は自然に芽

### 表1　療育とは

『一人の人間の限りない自己実現を目指して環境を整え、適切な援助を提供し本人の努力を促すという総合的な行為を意味する。本質的に教育と異なるものではないが、障害者の場合には健常者に比べて治療的な関わりがより重要であるので、障害を持つ人に関する行為の場合に使われる。治療的な関わりには、原疾患の診断、治療、リハビリに加えてさまざまな合併症の診断・治療、さらに発達障害児者の自立のためには、家族を含め保育・教育・保健・福祉・労働といった分野の人々との連携した支援なども含まれる。療育においては障害者の主要な障害に目を奪われてしまうのではなく、共存している一見目立たない小さな障害を重視することも大切である。なぜならそれらを解決することによって障害者のQOL（quality of life）の向上を得るからである』。

生えてきます。それが療育だと思います。発達障害の地域医療について
は多くのすぐれた総説が出されていますので、本稿では私が実践してい
るクリニックを中心とした地域医療について整理してみます。

## 2. 発達障害児者の医療における診断の重要性

　医師が何らかの身体的・精神的な問題を持つ患者を相手にします。「病
気を診るより人を診る医者のほうが名医である」という言葉を口にする
医師と一緒に仕事する機会が何度かありましたが、彼らに共通するのは
肝心の病気をろくに診ていない場合が多いことです。病気をしっかり診
ないわけですので正しい治療ができるわけはありません。私は、自分の
能力の弱さを知っているので、まず正確な診断のために 90% の力を使
います。残りは 10% しかありませんが、多くの関係者の協力を得てあ
る程度のレベルの治療・療育を提供できていると感じています。私の恩
師は未熟な若い医師（昔の私のような）が、病気を科学的にしっかり診
ていないで、保護者に空虚な説明をしていると怒鳴りつけられました。し
かし、「診断」にあれほど厳しかった私の恩師ですが、振り返って見る
とその裏で穏やかな優しい眼差しで人（子ども）を診ていたことも後年に
なって知りました。

　私のクリニックでは、3〜4 歳で受診される児童に年長・小学校 1 年
生・3〜4 年生・6 年生・中学 3 年生と定期的に再診断を実施し、診断名・
診断の根拠・治療方針が記載された 4〜5 ページの診断プロフィールを
作成し、保護者と学校（園）・関係機関に保護者の同意のうえで提出して
います。この診断書が地域で子どもの支援に携わる関係者に貴重な科学
的な情報を提供していると自負しています。

## 3. 発達障害児者の心身の状態と医療のできるサービス（表 2）

　発達障害児者は発達期には言葉・運動・注意力・社会性・読み書き・
学習などの発達障害の中核的な症状、思春期〜青年期には二次障害によ

**表2　自閉症スペクトラム障害などの発達障害児者への医療のできるサービス**

| 1) 疾病別 | |
|---|---|
| ①発達の遅れ　言語運動・コミュニケーションなどの発達 | 幼児期からの療育 |
| ②精神医学的な偏りかんしゃく・睡眠覚醒リズム障害・強度行動障害 | 療育と狭義の医学的対応 |
| ③注意欠陥多動性障害・学習障害などの併存症への対応 | 療育・教育との連携・薬物治療 |
| ④てんかん・視床下部〜下垂体系の異常などの障害に合併する問題 | 狭義の医学的治療 |
| ⑤日常の健康管理（虫歯・感染症などあらゆる疾病） | 健康管理・狭義の医療 |
| ⑥自閉症に高度に併存する成人病 | 健康管理・狭義の医療 |
| 2) 年齢別 | |
| ①乳幼児期：言葉・運動・コミュニケーションなどの発達の遅れ | |
| ②学童期：神経発達症と併存しやすい疾患。学校との関係が重要 | |
| ③青年・成人期：神経発達症と二次障害。双極性障害などの精神疾患。生活習慣による成人病の早期発症 | |
| 3) 特別支援教育や福祉制度利用のための診断書交付 | |
| 4) 保育・教育・福祉（療育機関）・労働と連携した自立支援サービス | |

　る適応不全、成人期には双極性障害などが治療や支援の対象となります。当然ですが、彼らには発達障害の中核的な症状が残っており治療の対象となります。中枢神経系の不具合に基づく精神機能以外症状も重要な治療の対象となります。意外と見落とされているものに肥満、糖尿病などの成人病があります。発達障害児者の医療は、内科・外科・小児科といった広範な領域に匹敵するいわば障害者医療という分野があると考えます。このような広範な障害者医療を一人の医師が担うことは不可能ですが、幅広く障害児者を理解している医師が、地域の医療機関や関係する分野をつなぐ役割を果たすことで、障害児者が地域の医療資源に円滑にアクセスすることができます。

174

## 発達障害例にとってのこれからの地域医療
### 連携が基本──福祉、教育、医療と当事者側
むさしの小児発達クリニック　川﨑葉子

　万人に必要なもの、住む場所、それぞれに応じた仕事（活動）、それを準備する教育、それから健康です。医療の持ち分は主に健康の部分と思います。

　「肝障害」「呼吸器障害」など身体疾患は医療が前面にでる障害です。また精神科の主要な疾患である「統合失調症」「気分障害」などは医療を中心に対応が組み立てられていきます。それに対し、「発達障害」では医療は歯車の一部で、むしろ、教育、福祉が主に支援を担当し、当事者側（当事者、家族）が課題に立ち向かうということになるかと思います。無論一部であっても必要な部署です。てんかん、睡眠障害、強迫症状等々は医療が主な役割を担うところです。また、強度行動障害例は、特別な配慮が必要で、医療もしっかり出て行かなければならないところです。

　「不安定、不穏」で医療に相談があることがしばしばあります。作業所などがASDへの環境調整、対応の基本が徹底しておらず、視覚支援などを上手に使えば落ち着くと思われる利用者なのに、問題が起こると医療に、ということで、しなくてすむ薬物療法も広がってしまうということ時々経験します。無論医療も診断治療が十分に充実しているとは言えません。診断や見通しがずれて当事者側から十分な信頼を得られないこともあります。こう見ていくと、応援団側のさらなる充実が求められるといえます。

　多くの発達障害児者側にとって地域医療に望むものは、地元の「かかりつけ医」として定期的な健康管理、相談、必要な薬物療法、書類作成などを受けられ、地域の教育、福祉や、自分のところでは出来ない専門医療などの社会資源に精通し、必要な時に連携してもらえる、というようなことではないでしょうか。

　望まれているものは、オールマイティーに何でも対応できるという役割ができなくとも、社会資源の中でお互いの役割分担をすること、抱え込んで道が開けないということのないように連携できるか否かが地域医療に求められていると思います。こういう活動は昔から脈々と繋がっていました。実際にはマンパワーの不足や行き違いで連携できない状況もありましたが、原則は変わりません。これからの地域医療というタイトルですが、これまでの地域医療と同じことをベースに展開されていくのが求められる姿と思います。

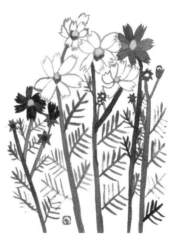

㉓　　　　コスモス

## 発達障害者への、これからの福祉分野の展望

国立重度知的障害者総合施設のぞみの園　日詰正文

　日本自閉症スペクトラム学会の歩みと同じ 20 年間の「厚生労働白書」の表紙を、この機会に眺め直してみました。少子高齢化の時代を強く意識した、持続可能な社会作りを国全体の課題としてとらえてきた様子が読み取れます。

### 表　厚生労働白書の表紙から

| H13 | 生涯にわたり個人の自立を支援する厚生労働行政 |
|---|---|
| H14 | 現役世代の生活像　―経済的側面を中心として― |
| H15 | 活力ある高齢者像と世代間の新たな関係の構築 |
| H16 | 現代生活を取り巻く健康リスク　―情報と協働で作る安全と安心― |
| H17 | 地域とともに支えるこれからの社会保障 |
| H18 | 持続可能な社会保障制度と支え合いの循環　―地域への参加と働き方の見直し― |
| H19 | 医療構造改革の目指すもの |
| H20 | 生涯を通じた自立と支え合い　―暮らしの基盤と社会保障を考える― |
| H21 | 暮らしと社会の安定に向けた自立支援 |
| H22 | 生活者の立場に立つ信頼される厚生労働行政　―参加型社会保障の確立に向けて― |
| H23 | 社会保障の検証と展望　―国民皆保険・皆年金制度実現から半世紀― |
| H24 | 社会保障を考える |
| H25 | 若者の意識を探る |
| H26 | 健康長寿社会の実現に向けて　―健康・予防元年― |
| H27 | 人口減少社会を考える　―希望の実現と安心して暮らせる社会を目指して― |
| H28 | 人口高齢化を乗り越える社会モデルを考える |
| H29 | 社会保障と経済成長 |
| H30 | 障害や病気などと向き合い、すべての人が活躍できる社会に |

　様々な法制度も整ってきました。現在は、福祉の分野では、誰もが……虐待をしないこと／受けないこと、住む場所や受けるサービスを選択できること、自分に合っていそうな仕事にチャレンジすることなどが

保証される時代になっています。

　しかし、まだ、強度行動障害の状態がある人、福祉のサービスに結び
ついていない潜在的な要支援者を、福祉分野の支援者も見て見ぬふりを
していることがあります。新しい展望を語る前に、これらの課題から逃
げずに解決することが、まずは必要です。


　上記の平成30年の厚生労働白書の表紙には、「障害や病気」「すべて
の人」など、これまで後回しにしてきた人にも「向き合う」姿勢を明記し
ています。日本自閉症スペクトラム学会の皆さんとも、こういった方向
性を共有したいと思います。

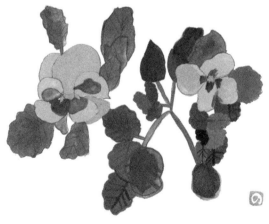

㉔　　　　　　　　　　　　すみれ

178

## これからの福祉の展望

社会福祉法人　檜の里　あさけ学園　施設長　近藤裕彦

　平成 28 年 (2016) に改正された発達障害者支援法は、その目的に早期からの発達支援、切れ目ない支援、共生社会の実現が謳われています。そして、本学会の直近 3 年間の研究大会においても、これに関連したテーマで発表や討論が重ねられてきました。以下に列記してみると、

　第 16 回 (2017)「生涯発達から見た自閉スペクトラム症の人々」

　第 17 回 (2018)「自閉スペクトラム症の人々と共に未来をつくる—宮澤賢治生誕の地で共生社会を考える」

　第 18 回 (2019)「豊かな共生社会をめざして—いろいろな立場の人たちとの連携を考える」

　さらに講演の内容を見ると、第 16 回には村田豊久先生の「生涯発達から見た自閉症」、第 17 回では、本田秀夫先生の「自閉症スペクトラム症の医療の現状と今後の治療の展望」や、志賀利一先生の「自閉スペクトラム症の子どもの未来生活を考える—大人になって大切なこと」、前回の第 18 回大会では、市川宏伸会長による「医療・福祉・教育の連携の重要性—設立 20 周年を迎えるにあたって」が並んでいました。

　どの講演を聴いても、乳幼児から児童・青年・成人期、さらには高齢期に至る自閉スペクトラム症の人たちの生涯・発達のステージ間の連携や、医療・教育・福祉・労働分野の関係機関同士の連携に加えて、過去・現在から未来への連携のあり方という第三の軸が、語られた内容に深みを与えていると感じました。特に最近の自閉スペクトラム症に関する福祉サービスと言えば、子育て世代のペアレントトレーニングや、児童を対象とした放課後等デイサービスといった新しい事業の開始、労働・福祉分野双方からの障害者就労の推進などが数え上げられると思います。併せて、加齢による老化の問題も顕在化してきており、やっと誕生から

高齢になるまでのライフステージが繋がってきたのではないでしょうか。

　しかしながら、皆さんご存じのとおり、自閉スペクトラム症の人たち
は障害の本態やその背景が目に見えにくく、個人差も非常に大きい、他
の障害を併せ持つリスクが高いなど、支援に際しての大きな障壁がある
ことも事実です。そのために、小さい時から彼らの特性を理解し、それ
を活かした支援を行ない、次のステージの支援現場で応用できるように
引き継ぐ一連の流れが重要なことは認識できていても、現実に取り組ん
でみるとなかなか手ごわい課題のひとつとなっていました。

　ここで、本学会の会報53号で紹介したエピソードを再び取り上げて
みましょう。

　数年前、本学会の研究大会の受付で他の会員と立ち話をしていた時の
ことです。雨模様の当日、私は新品の傘を持っていました。突然1人の
青年が近寄って来て、何も言わずに私の傘へ手を伸ばしてきたのです。
彼の後方に母親らしい人物が見えたこともあり、一緒に会場を訪れた自
閉症の当事者の方と推測しました。たぶん、買ったばかりの傘の持ち手
に巻かれたビニールが少し破れてヒラヒラしていたからでしょう。私は、
そのビニール部分を取り去って「ホラ、取ったから大丈夫だよ」と彼に
見せ、破いた跡は手で隠し、付き添いの母親に一礼してその場を離れ、
壁に隠れてその後の様子を見ていました。すると、母親がきちんと本人
に説明してくれたためか、執拗にこだわらなかった様子でホッとしまし
た。

　周囲にいた人は、彼の行動と私の対応は何だったのかと不思議そうに
見ていました。通りすがりのありふれた場面だったので、もし付き添う
家族がいなければ（たとえいた場合でも）、一般の住民の方たちに『傘の柄
に巻かれたビニールの一部が破れたら全部きれいに取らないと終われな
い』という（私の推測ですが）彼のこだわりが誤解され、的外れな対応をさ
れたのかもしれないと想像すると同時に、これからの私たちの道の遠さ
を想った次第です。

　このエピソードの中には、彼の特性を一般に理解できるよう伝えるにはどうしたら良いのか、あるいはどんな支援が必要なのか、他のさまざまな課題が含まれています。今回、自閉スペクトラム症の人たちの福祉の展望というテーマをいただきましたが、私たち専門家だけでは解決のできない、難しい課題のひとつとして、ここに再掲することにします。

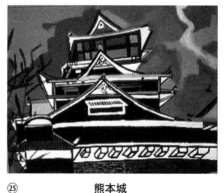

㉕　　　　　　　　熊本城

# これからの教育の展望：教員免許の観点から

筑波大学　栁植雅義

　日本自閉症スペクトラム学会が20周年を迎えたこと、とても嬉しく思います。この間の輝かしい取り組みと成果と課題を振り返り、これからの10年、そして20年に向かって、新たな歩みを始めていきましょう。

　その際、特に、教育分野では、自閉症やより広く発達障害のある子どもへの専門的な教員免許状の創設が欠かせないと考えます。知的障害はないものの学習上や生活上で種々の著しい困難を示す子どもたちへの教育を、本気で充実・発展させていくためには、欠かせない課題です。

　日本には、特別支援学校の免許状はありますが、通級による指導や、特別支援学級、あるいは通常学級も含めて、自閉症やより広く発達障害のある子どもへ専門的に教育をするための教員免許状がないです。このことは、非常に大きな問題だと考えます。

　特別支援学校での教育と比べて、通級による指導や、特別支援学級、あるいは通常学級での自閉症やより広く発達障害のある子どもの教育は、専門性は低い、とか、低くて良い、という信じがたい声を聞いてびっくりすることがあります。専門性が低いとか、低くて良い、というエビデンスはありません。

　小中学校では、知的障害のない発達障害も含めて、10%ほどの子どもに何らかの特別な配慮や支援が必要です。その10%の内訳は、9.3%が小中学校で学び、0.7%が特別支援学校で学んでいます。9.3%の内訳は、3分の2ほど(6～7%)が知的障害のない発達障害です。幼、小、中、高等学校では、障害のない子どもと共に学ぶことが重要で、そのことも踏まえた指導・支援に係る専門性は、特別支援学校とは次元の違うまた異なった高い専門性が求められます。

　もし、どうしても新たな教員免許状の創設が難しいというのであれば、

182

既にある特別支援学校の免許状を廃止し、特別支援教育の免許状に発展させる（再構築する）ことも考えられます。

　自閉症やより広く発達障害のある子どもが、いっそう確かに学び豊かに暮らせるよう、そのための必要なエビデンスを蓄積し、世に広く発信していくことは、今後、ますます学術学会に求められていくことでしょう。これからを見据えて、丁寧に進めていきましょう。

（参考：柘植雅義（2015）特別支援教育の"免許". 時事通信, 内外教育, 2015年9月15日号, 1.）

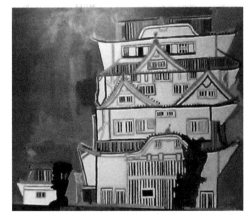

㉖　　　　　　姫路城

# 近未来の教育展望

島根県立大学　園山繁樹

　還暦を過ぎ、「これまでのことは語れても、これからのことは語れない」というのが正直なところです。学部2年で初めて自閉症の子どもさんと出会った時の教育状況と、今日の自閉スペクトラムの子どもたちを取り巻く教育状況は全く別物といってよいでしょう。これから40年後にどのような教育状況になるかは、まったく想像できません。それは若い方々、中堅の方々に語っていただきたいことです。その上で、3つのことを述べたいと思います。これは教育そのものというより、教育を担当する教員に関係することです。

　1つは教員養成に関することで、特別支援学校教員免許状だけでなく、通常の学校の特別支援教育に関する教員免許状を新たに設けること。これは特別支援学級や通級指導教室の担当教員が所持する免許状です。私が現在勤務している大学の保育教育学科では、保育士資格、幼稚園教諭免許状、小学校教諭免許状、特別支援学校教諭免許状の取得が可能で、学生は2つまたは3つの免許資格を取得します。免許は取得しなくても特別支援教育の科目が身近にあるため、保育所、幼稚園、小学校に就職する場合でも、特別支援教育に関する知識が生きてきます。これは極々近未来に実現可能です。

　2つめは、AIを利用して個別の指導計画ができ、児童生徒一人ひとりのニーズに合った指導内容、指導方法、教材教具がすぐ見つかり、指導の結果を入力するとその指導の評価と今後の方針がすぐに明示されるようになることは、数年後あるいは十年後に可能になっているでしょう。過去の優れた教育実践が埋もれず後輩教員によって活かされ、ひいては自閉スペクトラム児に優れた教育実践が届きやすくなります。教員であれば誰でも優れた教育実践ができ、さらに優れた実践が新たに生み出さ

れることを期待します。

　3つめは、真の意味でのインクルーシブ教育システムの実現です。特別支援学校がセンターとなり地域の通常学校を支援するシステムは、私の大学、大学院時代の二人の恩師は、当時、すでに語っていたことでした。あれから30年たってやっと実現しました。しかし現状では「センター的機能」に留まっているのが、残念です。きちんと「通常学校の支援センター」になることが必要です。

　「近未来」が何十年も先にならないことを願っています。

# 自閉スペクトラム症児への行動論的アプローチ

小牧発達相談研究所　小林重雄

　アメリカの Lovass (1966) や Hewett (1965) らによる自閉スペクトラム症児への行動論的アプローチの導入は、「ことば」の形成などで画期的な成果をあげ注目されることになった。

　本邦においては、1968 年に東京で梅津耕作グループが、山形で小林重雄グループがほぼ同時期に自閉スペクトラム症児への行動療法によるアプローチを開始した。

　梅津グループは弁別学習を中心とした課題学習を軸として展開し (梅津, 1975)、小林グループはことばの学習を中心として幼児期から学齢期に向けての教育システムの構築を目指した (小林, 1980)。

## 1　行動論的アプローチ

　「母子関係不調説」や「精神疾患説」による遊戯療法が消失していき、いわゆる発達障害説が優性となり、行動論的アプローチ (特に ABA：応用行動分析) が重視されることになった。行動論的アプローチの特徴をアセスメントと療育・指導面について簡潔にまとめる。

### 1. 行動の理解とアセスメント

#### (1) 行動特性の把握

　自閉スペクトラム症児の特徴となる行動は、「対人的・社会的かかわり困難」「コミュニケーション困難」「多動・注意散漫、同一性・特定物へのこだわり」などがあげられる。

　いわゆる面接や心理検査などによる情報収集が行われる。そこで認知能力の面で比較的高い (下位検査間で変動が認められるが) 測定値を示すも

のから低水準のものまで広範囲に広がっている（知能検査などの結果）のが特徴である。

「対人回避傾向」「同一性へのこだわり」などは、自閉スペクトラム症児にとって刺激価の高いものからの逃避により形成されたと考えて情報収集することが指導法を選択するのに役立つといえる。

面接・行動観察がアセスメントを進めるのに重要であるが、知能検査、発達検査などの心理検査も有力な情報源となる。CLISP-dd 発達検査については別項で説明する。

### (2) 行動論的分析法

適切行動の形成、不適切行動の消失にあたって、先ず3項随伴（ABC分析）の枠組みでとらえる。E（確立化操作）やH（生育史）を加えての分析も試みることもある（小林, 2001）。

一般に行動は行動単位の連鎖として生じる。対処すべきターゲット行動を明確化するのに単位となる行動の系列化を試みる（課題分析）。

そして、アセスメントが適切に行われ、それに基づく指導経過を評価するのに単一事例研究法（小林, 1997）の適用が要請される。

## 2. 行動論的療育・指導
### (1) 指導の技法（1）
①オペラント技法

オペラント条件づけで自発行動の増大には、正の強化と負の強化を設定する。低減するにあたっては、正・負の強化刺激の撤去（オペラント消去）を行う。

②弁別刺激の操作

手がかり刺激は自発反応の出現確率を高める。行動のコントロールの際のポイントとなる。

③動因の操作

　自発行動の発生頻度は遮断と飽和によりコントロールされる。

(2) 指導の技法 (2)

①シェーピング (ターゲット行動の定義—ベースラインのチェック—ス
モールステップ化—分化強化—プロンプト導入)

②チェイニング (系列化・複雑化)

逆行チェイニングの利用

(3) 指導の技法 (3)

①脱感作：イメージ操作より現実 (in vivo) 脱感作により拒絶反応や
選択緘黙に対処

②負の操作：強制反復法、過剰修正法、随伴活動法など

## 2　CLISP-dd 発達検査の開発

　自閉スペクトラム症児への役に立つ発達検査の開発に学会・研究部が
当たった。会員から公募したスタッフは、0歳〜10歳に向けての「ボト
ムアップ編」と18歳の社会自立年齢を基準とした「トップダウン編」の
2グループにより作業を進めた。2007年 (第6回大会) から第12回大会ま
では開発経過を中心に2014年 (第13回大会) から第19回大会 (2019) まで
は信頼性・妥当性・活用状況をめぐって大会でのシンポジウムを行った。
そして2015年に「トップダウン編」、2017年に「ボトムアップ編」を刊行
した。

### 1. トップダウン編

　「社会自立」に必要となる100項目のスキルを設定した。作成メンバー
は伊藤健次、岸本和美、小林重雄、平雅夫、高村哲郎、多田裕夫、寺山

千代子、前田宜子の各氏である。

チェックリストの構成は4領域に分けられる；(1)社会生活(40項目)、(2)知識・コミュニケーション(20項目)、職業生活(30項目)、不適切行動(10項目)である。

## 2. ボトムアップ編

一般的な発達検査に含まれる項目以外に「社会性の発達」をとくに考慮して8領域に整理した。作成したメンバーは、是枝喜代治、近藤裕彦、小林重雄、平雅夫、高村哲郎、寺山千代子、山本順大の各氏である。

チェックリストの構成は8領域に整理した；(1)生活習慣(食事、排泄、清潔など)、(2)対人関係・社会性(対人関係、集団参加)、(3)アカデミックスキル(国語・算数)、(4)運動機能(粗大・微細・社会生活)、(5)ことば(萌芽期・社会化期)である。

CLISP-dd 発達検査(トップダウン編), 2015　文教資料協会
　　　〃　　　　(ボトムアップ編), 2017　文教資料協会

## これからの心理の展望

福岡発達障害療育研究所　髙原朗子

　私は臨床心理士という立場で約 30 年、主に福祉分野や教育分野で自閉スペクトラム症の人達（以下、本人）の支援に携わってきた。その体験からこれからの心理の展望について私見を述べたい。

### 1.　心理職としての支援の在り方

　心理職としての支援の在り方で一番心掛けていることは、本人の一生涯の幸せの為に、支援者ができる最大限のことは具体的に何かを考え、実行することである。本学会初代理事長の中根先生も、自閉症の治療教育にあたる自閉症スペクトラム支援士に求められることして「『こうしたらよくなるだろう』ではなく、絶えず、今しなければならないのは何かを求めつつ、ベストと判断される対応を実践していくこと」と述べておられる (2005)。

　また、小さい頃はしっかり療育等を受けいろいろな面が伸びたとしても、思春期に学校でのいじめ等を契機に不登校・ひきこもりになるなどしていわゆる二次障害を背負ってしまうケースも多いので、様々な先行事例を参考に先を予測しながら二次障害を受けないように支援していくことも重要である。

　次に、心理職が行う支援としての心理アセスメントについて述べたい。本人の発達段階や認知の特性を測定するため、様々な知能・発達・性格・心理検査がある。勿論、これらの検査では正確に数値化を行い、カテゴリー化を行うことは当然であるが、可能なら、それのみではなく、本人の人間性をより理解するために活用し、必要に応じて支援につなげていくことが重要である。

## 2. 今こそ求められる緊急時の心のケア

　我が国では平成7年（1995年）の阪神・淡路大震災以降、被災した本人の心のケアについて、様々な取り組みや提案がなされてきた（例えば日本自閉症協会の防災ハンドブック、2008）。しかし、東日本大震災では地域的にも規模的にも多岐にわたっており、一貫した支援に加えてそれぞれの場にあった支援が求められた。

　さらに2020年の新型コロナウィルス感染症のパンデミックに直面している今、目に見えないこの事態を本人にどう理解してもらうかなど、彼らの特性を考慮した支援の在り方を見つけなければならない。

　幸い、筆者が直接関わっているご本人たちの多くは、事態を直感的に理解し、いつもと違う状況に堪えることが出来ていることはうれしい誤算であった。

　このような「忘れたころにやってくる災害・一つとして同じものはない災害」に備えて今までの臨床事例の蓄積と共に、新たな支援技法やグループ活動の開発・提案が必要であろう。

　以上、二つのテーマに絞ってこれからの心理の展望について私見を述べた。心理学の発展が自閉スペクトラム症の人達の幸せに貢献できるよう、これからも努力していきたい。

# 青年期のＡＳＤのある学生への修学支援の現場から

立正大学心理学部　篠田晴男

　日本学生支援機構による調査分析報告では、発達障害のある学生の数は毎年度増加し、なかでも ASD は平成 30 年度の報告(日本学生支援機構, 2019)にあるように、発達障害のある学生のうち 6 割強を占める状況が続いている。診断書を得ている学生の数も増加しており、併存障害を有することが広く知られるようになり、大人の発達障害の診断が増えている影響は否定できない。診断書等を有しない、いわゆるグレーゾーンと称される学生への支援要請も少なくないことから、積極的な取り組みが求められている。

　発達障害のある、あるいは疑われる学生の多くでは、精神障害等の一次性障害ともいえる適応上の問題が顕在化しやすく、前景となりがちである。合理的配慮の提供には明確な根拠資料が求められるものの、標準化された青年期・成人期のアセスメント・ツールは限られているのが現状である。よって、根拠を明確にできなくても、学生の意思表明としての困り事に依拠してその支援ニーズに応える機会が多い。事前的改善措置としてのユニバーサル・デザインに基づく修学環境改善の取り組み、教職員による教育的支援としての指導上の工夫や課題の調整による対応など、合理的配慮に到る過程で、段階的かつ階層的な評価と介入による取り組みがなされる。まずは、予防的に困り感を心理的な評価尺度から確認し、面接では、具体的にその困り事を把握して、RTI モデルに基づく教育的介入に近い配慮を模索する探索的な作業が必要となる。ASDをはじめとした発達障害のある学生が修学上の困難さに共に立ち向かう際、コーディネーターや連携した教職員による伴走支援は、大きな力となる。また、学生の自助努力の力を伸張させる成長支援の姿勢そのものが援助資源の多寡によらず相乗的に作用し、社会参入に必要なセルフア

ドボカシースキル獲得の推進力ともなっている。

　ASD では意思表明の難しさ等の社会性の課題に加え、こだわりが長所にも短所にもなり、修学上の苦戦につながりやすい点には改めて留意したい。累積する失敗経験は厄介だが、成功体験をたぐりよせる生きぬく知恵の蓄積は希望となる。最近、苦労の末に理解と配慮のある職場を求めて、銀行の経理部門へ就職した学生が、今では転職して生保の営業を精力的にこなしていることを耳にした。成長は未知数であり、卒業生の語りに、その鍵となった体験に学ぶ日々である。

# 我が20年を振り返りながら

社会福祉法人岩手ひだまり会　髙橋洋子

　私が、福祉について勉強をはじめたのは、介護保険制度の施行に向け
て、社会福祉基礎構造改革が行われていた時期でした。大学在学中に、
介護保険制度がはじまりました。日本自閉症スペクトラム学会の設立も
この頃であるということを、記念誌への執筆依頼を受けて初めて知りま
した。

　大学卒業後は、当時の知的障害者更生施設等を運営する法人の事務員
として就職しました。当時はまだ、障害者施設は措置であり、翌年介護
保険制度の施行から3年遅れ、支援費制度が始まりました。支援費制度
の施行と同じ時期に、事務員から生活支援員となった私の最初の仕事は、
利用契約でした。生活支援員としての仕事は、自分の担当する利用者と
どう向き合ったら良いのかなど、悩むこともたくさんありましたが、そ
れ以上に楽しさがあったような気がします。介護保険制度の施行によ
り、株式会社やNPO法人などがサービスに参入することができるよう
になりました。そして、障害福祉制度は、支援費制度から障害者自立支
援法へと早くも変わろうとしていました。そのような中で、私はNPO
法人を作って何かやりたいという思いにかられていくのでした。何かに
たどり着くまでには少々時間を要しましたが、最終的にたどり着いたの
は、地元になかったサービスをやろうということで、障がいのある子ど
もたちのために児童デイサービス（現放課後等デイサービス）を起ち上げま
した。あれから14年、現在は社会福祉法人となりましたが、児童デイ
サービス一つをとっても、児童福祉法→障害者自立支援法→児童福祉法
と法律の改正と共に、様々な変遷をたどってきました。14年を振り返っ
てみると、多くの株式会社等が参入し、全国的に軒並みに伸びた事業で
した。また、先生方のご活躍もあり、メディア等でも発達障がいや自閉

スペクトラム症（ASD）について取り上げられるようになり、一般の方も耳にする機会が増えました。また、診断を受ける子どもたちも増えました。

　その一方で、どの業界も人材不足が否めません。介護業界も同様です。こういう時代だからこそ、ASDの特徴を活かし、働く場や活躍の場を作っていく必要があるのではないでしょうか。そのための、学びの場も必要です。

　これからの福祉は、障がいがあっても、社会の一員、この社会を支える大事な人材の育成を、より乳幼児期の支援から社会に出るまでの過程も含め医療や教育、企業等と連携しながらさらに構築する必要があります。

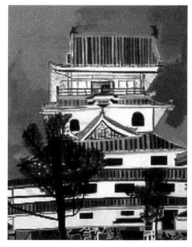

㉗　　　　　　　唐津城

---

## アセスメントの「いま」と「これから」

茨城大学　東條吉邦

---

　アセスメントは査定とも訳され、医学領域での診断、教育領域での実態把握と近い概念である。アセスメントという言葉から、WISC や田中ビネーを思い浮かべる人も少なくないであろうが、これらは知能のみに関する尺度であり、アセスメント領域のごく一部に過ぎず、WISC や田中ビネーの技法を学んだからといっても、アセスメントを理解したことにはならない。自閉症スペクトラム支援士に必要なのは、とりわけ、ASD や発達障害児者の「行動特徴に関するアセスメント」の知識と技術である。

　近年、ASD の行動特徴に関する発達臨床研究が進展し、21 世紀に入ってからの 20 年間で、一次スクリーニング・ツールとして有力視されている M-CHAT、二次スクリーニング・ツールとして頻繁に使用されるようになった SCQ（社会コミュニケーション質問紙）や AQ（自閉症スペクトラム指数）、そして ASD の診断・評価用の ADI-R（自閉症診断面接改訂版）と ADOS-2（自閉症スペクトラム観察検査）、さらには、発達障害児者の適応行動のアセスメントに役立つ Vineland-II 適応行動尺度といった世界標準のアセスメント・ツールの日本語版が出揃い、これらのツールを知ることは非常に大切である。また、ASD の早期発見と早期支援の重要性も、この 20 年で明らかにされた。

　他方、発達障害者支援法で定める「自閉症、アスペルガー症候群その他の広汎性発達障害、学習障害、注意欠陥多動性障害」のうち、学習障害については、DSM-5 の限局性学習症の解説文に「認知レベルにおける異常の基盤となるような生物学的起源をもつ神経発達症である」と明記されたが、注意欠陥多動性障害については、DSM-5 の解説文には「注意欠如・多動症の診断に用いられる生物学的指標は存在しない」と明記さ

れた。また、ICD-10 や DSM-IV に記載されている広汎性発達障害のうち、レット症候群は生物学的起源が明確となり、結節性硬化症や脆弱 X 症候群に伴う ASD も生得的側面が解明された。しかしながら、ASD の約 8 割を占める症例では、認知や行動の異常の基盤となるような生得的・生物学的起源は見出されておらず、診断に用いることのできる生物学的指標は、2020 年現在でも発見されていない。

つまり、「いま」の時点では、生物学的あるいは脳科学的な指標ではなく、行動特徴に関するアセスメントの実施によってのみ、ASD の診断や実態把握が可能となることに留意する必要がある。

以下、アセスメントの「これから」について、ASD の原因論に関する私見の一端を述べつつ展望する。上述したように、生得的な起源をもつ発達障害の発症の機序が解明される一方で、生得的な障害が認められない発達障害も多数あることが、最近の研究から解ってきた。また、「発達障害が生れつきの脳機能の障害というのは、一部の学者の妄想に過ぎない」と主張する精神医学の専門家も出てきた。そもそも、ASD や ADHD をはじめ、精神医学領域の疾患の名称（診断名）は内科的疾患における診断名とは異なり、「基本的には特定の病態をこのように呼んでおこう」という専門家間の申し合わせと考えるのが最も実情に近い。

それでは、ASD が生れつきの障害ではないとしたら、どのような障害であろうか。私は、最近になって急増しているゲーム症と発症の機序が類似した障害の可能性があると考えている。オンラインゲームを e-スポーツとして楽しめる子どもがいる一方で、ゲームへの固執行動によって、社会性を徐々に失い、日常生活にも困難が生じる子どもも少なからず存在する。この類似性から、ASD は乳幼児期（3 歳頃まで）に起きる特定の事物への強い固執行動が原因となって発症する嗜癖行動症の一種の可能性があると私は考えているが、紙幅の制約があるので、詳細は拙稿（東條、2018）を参照されたい。

文部科学省の特別支援教育に関する統計資料や国立特別支援教育総合

研究所の調査研究から、21世紀に入ってからの20年間で、ASDの急増
が顕著なことが明確になっている。この20年間で、知的障害を伴わな
いASDの児童生徒の人数は約十倍となり、知的障害を伴うASDの児童
生徒の人数も、約5倍近くまで増加している。そして、このASDの急
増現象には、まったく歯止めはかかっておらず、増加のカーブは、さら
に急峻となっている。

　このことから、「ASDの発症を予防する研究の推進が喫緊の課題」で
あると私は考えている。とくに、ASDの超早期発見と予防のための乳
幼児の早期の行動特徴に関して詳細に研究し、ASDの早期徴候を中心
としたアセスメント・ツールの開発と使用が「これから」の重要な課題
となる。

【文献】東條吉邦 (2018) 発達環境と自閉スペクトラム症．日本発達心理学会編,
　自閉スペクトラムの発達科学，新曜社，77-90.

# 障害者の就労・雇用に関する法制度の動向

高崎流通大学　　寺山洋一

　本稿では、最近における障害者の就労・雇用に関する法制度の動向について、平成10年代後半、平成20年代前半・後半の3つの時期に分けた上で、それぞれの時期の立法政策上の課題を明確にするとともに、各法律の制定・改正を立法過程の視点から整理してみたい。

## 1. 平成10(1998)年代後半

　この時期における障害者の就労・雇用に関する立法政策上の課題は、「就労から雇用への橋渡し」と考えられる。それでは、その「橋渡し」は、どのような法律の制定・改正によってなされたのであろうか。

### (1) 平成17(2005)年の障害者自立支援法の制定

　まず、福祉的就労の側から、平成17年に内閣提出の「障害者自立支援法」(平成17年法律第123号)が成立した。同法は、現行の就労系障害福祉サービスの礎となる就労支援事業(就労移行支援、就労継続支援)を創設するとともに、障害者福祉施策と雇用促進施策との緊密な連携を定めた。後者に関し、同法は、例えば、「市町村等の責務」(第2条)として、

　<u>「公共職業安定所その他の職業リハビリテーション(…)の措置を実施する機関…その他の関係機関との緊密な連携を図(る)」</u>(第1項第1号)旨を規定した。

### (2) 平成17年の障害者雇用促進法の一部改正

　次に、一般雇用の側から、平成17年に内閣提出の「障害者の雇用の促進等に関する法律の一部を改正する法律」(平成17年法律第81号)が成立した。同法は、障害者福祉施策との有機的な連携を図ること、具体的に

は、「国及び地方公共団体の責務」(改正後の第6条)として、

「障害者の雇用の促進及びその職業の安定を図るために必要な施策を、<u>障害者の福祉に関する施策との有機的な連携を図りつつ</u>…推進するように努めなければならない」旨を規定した。

以上に鑑みれば、(1)では、福祉的就労から一般雇用に「橋渡し」をする一方、(2)では、一般雇用から福祉的就労に「橋渡し」をするという、双方向の「橋渡し」がなされており、これは障害者の就労・雇用に関する立法政策上、注目すべきことである。平成13年の省庁再編により、とかく縦割りになりがちな厚生行政と労働行政が厚生労働行政ワンチームにまとまり、法案の立案段階から担当部局間で調整されたと推測される。

### (3) 平成16 (2004) 年の発達障害者支援法の制定

前記(1)及び(2)の前年である平成16年に「発達障害者支援法」(平成16年法律第167号)が、議員立法として成立した。同法は、「国及び地方公共団体の責務」(第3条)として、

「発達障害者の支援等の施策を講じるに当たっては、<u>医療、保健、福祉、教育及び労働</u>に関する業務を担当する部局の<u>相互の緊密な連携を確保する</u>」(第4項)旨を規定した。

内閣提出の(1)及び(2)の前年に、議員立法である(3)が、福祉と労働との部局間の緊密な連携を定めたことは、先駆的な意義として評価できる。

## 2. 平成20 (2008) 年代前半

この時期における障害者の就労・雇用に関する立法政策上の課題は、「障害者権利条約の批准に向けた法整備」と考えられる。

障害者権利条約の内容は、一般原則や一般的義務のみならず、教育、健康、労働及び雇用、社会保障など幅広い分野に及び、それに向けた法

整備の対象となる国内法も多岐にわたることから、そうした各法律を所管する府省庁における立案作業も相当複雑かつ幅広にならざるを得ない。

　しかも、対象となる法律の本文改正のみならず、附則による膨大なハネ改正も考慮すれば、立法実務上、各府省庁間の法令協議や内閣法制局の法令審査において一定の共通認識が求められる。

　その意味で、政府が改革推進本部を立ち上げ、各府省庁における所管制度の改革に向けた進行状況に対し、政策分野ごとの改革の工程表を通じて、大局的に府省庁をグリップする仕組みは、効率的かつ効果的である。

## (1) 平成 23 (2011) 年の障害者基本法の一部改正

　そうした中、平成 23 年に内閣提出の「障害者基本法の一部を改正する法律」(平成 23 年法律第 90 号) が成立し、障害者権利条約の批准 (平成 26 年 1 月) を視野に、職業相談や雇用の促進について見直しが行われた。

## (2) 平成 24 (2012) 年の障害者自立支援法の一部改正 (障害者総合支援法へ)

　平成 24 年に内閣提出の「地域社会における共生の実現に向けて新たな障害保健福祉施策を講ずるための関係法律の整備に関する法律」(平成 24 年法律第 51 号) が成立し、当該法律により、「障害者自立支援法」の題名が、いわゆる障害者総合支援法に改められた。

　この「障害者の日常生活及び社会生活を総合的に支援するための法律」(平成 17 年法律第 123 号) は、障害福祉サービスとして、引き続き、就労移行支援、就労継続支援 (改正後の第 5 条) を定めている。

## (3) 平成 25 (2013) 年の障害者雇用促進法の一部改正

　平成 25 年に内閣提出の「障害者の雇用の促進等に関する法律の一部を改正する法律」(平成 25 年法律第 46 号) が成立した。

　同法は、障害者権利条約の批准を視野に、「障害者に対する差別の禁止」(第 34 条及び第 35 条) を規定し、第 36 条第 1 項に基づき、障害者に対

する差別の禁止に関する規定に定める事項に関し、事業主が適切に対処するための指針（平成 27 年厚生労働省告示第 116 号）が定められた。

　また同様に、「雇用の分野における障害者と障害者でない者との均等な機会の確保等を図るための措置（合理的配慮の提供義務）」（第 36 条の 2 から第 36 条の 4 まで）を規定し、第 36 条の 5 第 1 項に基づき、雇用の分野における障害者と障害者でない者との均等な機会若しくは待遇の確保又は障害者である労働者の有する能力の有効な発揮の支障となっている事情を改善するために事業主が講ずべき措置に関する指針（平成 27 年厚生労働省告示第 117 号）が定められた。

### (4) 平成 25 (2013) 年の障害者差別解消法の制定

　平成 25 年に内閣提出の「障害を理由とする差別の解消の推進に関する法律」（平成 25 年法律第 65 号）が成立した。同法は、障害者権利条約の批准を視野に、「事業者における障害を理由とする差別の禁止」（第 8 条）として、

　「事業者は、その事業を行うに当たり、障害を理由として障害者でない者と不当な差別的取扱いをすることにより、障害者の権利利益を侵害してはならない」（第 1 項）旨を規定した。

　その際、「事業主による措置に関する特例」（第 13 条）として、

　「行政機関等及び事業者が事業主としての立場で労働者に対して行う障害を理由とする差別を解消するための措置については、障害者の雇用の促進等に関する法律の定めるところによる」旨を規定した点は、留意が必要である。同条の「事業主としての立場」とは、働く側からみれば、「障害者が従業員の立場」の意味であり、この場合、障害者雇用促進法が適用される。

　こうした府省庁間の所管事項のすみ分けを法文上明確にしようとするのは、内閣提出法律案ならではの規定振りであることがうかがわれる。

　以上 (1) から (4) までは、障害者権利条約の批准を視野に入れた、内

閣提出の各法律を掲げたが、この時期、立法府においても、障害者の就労・雇用に関する議員立法の動きが活発化した。

### (5) 平成 23（2011）年の障害者虐待防止法の制定

平成 23 年に「障害者虐待の防止、障害者の養護者に対する支援等に関する法律（平成 23 年法律第 79 号）が、議員立法として成立し、同法は、「使用者による障害者虐待の防止等のための措置」（第 21 条）を規定した。

### (6) 平成 24（2012）年の障害者優先調達推進法の制定

翌平成 24 年に「国等による障害者就労施設等からの物品等の調達の推進等に関する法律」（平成 24 年法律第 50 号）が、議員立法として成立し、同法は、「公契約における障害者の就業を促進するための措置等」（第 10 条）を規定した。

上記 (5) 及び (6) の法律は、各府省庁の役割が入り組んでおり、政府内の調整が難航しやすいので、議員立法にそぐわしい内容と考えられる。

## 3. 平成 20 (2008) 年代後半

この時期における障害者の就労・雇用に関する立法政策上の課題は、「障害者権利条約の批准後の個々の制度改善」と考えられる。

障害者権利条約の批准後、共生社会の実現に向けた取組みが進展した一方、個々の制度において更なる改善の余地があることは論を待たない。

### (1) 平成 28（2016）年の発達障害者支援法の一部改正

そうした中、平成 28 年に「発達障害者支援法の一部を改正する法律」（平成 28 年法律第 64 号）が、議員立法として成立した。同法は、「基本理念」（第 2 条の 2）として、

「発達障害者の支援は、…<u>医療、保健、福祉、教育、労働</u>等に関する業務を行う関係機関及び民間団体相互の緊密な連携の下に、…<u>切れ目な</u>

く行われなければならない」(第3項)旨を規定した。


## (2)　平成28年の障害者総合支援法の一部改正

　平成28年に内閣提出の「障害者の日常生活及び社会生活を総合的に支援するための法律及び児童福祉法の一部を改正する法律」(平成28年法律第65号)が成立し、同法により、障害福祉サービスとして、就労定着支援(改正後の第5条第15項)が新たに設けられた。


# 4.　結　語

　以上、各時期における立法政策上の課題について、
　①平成10年代後半　「就労から雇用への橋渡し」
　②平成20年代前半　「障害者権利条約の批准に向けた法整備」
　③平成20年代後半　「障害者権利条約の批准後の個々の制度改善」
　という整理を試みた。

　一般的に、成立した法律のうち内閣提出と議員立法との比率はおおよそ8：2程度であるところ、各時期における内閣提出と議員立法との割合は、概ね2：1程度であったことに鑑みれば、最近の障害者の就労・雇用に関する立法においては、議員立法の比重がやや高いという点が指摘できよう。

　その上で、それぞれの時期における立法政策上の課題を意識して、ある時は、立法府先導の議員立法の形で、またある時は、政府主導の政策的な内閣提出法律案の形で、障害者の就労・雇用に関する諸々の立法に結実したと考えられる。

　その意味で、ソーシャルメディアが台頭する令和以降、国民一人ひとりが、立法政策上の課題の背景となる問題意識を情報発信し続けることが、より期待されているように思われてならない。

---

# 編集後記

寺山千代子

---

　2020年（令和2年）は、本学会の創設20周年記念の年に当たりますが、残念ながら新型コロナウイルスの感染拡大によって、未曾有の年になってしまいました。コロナウイルスの感染拡大は地球規模に広がり、パンデミックになり世界は深刻な影響を受け、外出自粛要請もあり、わが学会も常任理事会、理事会、評議委員会、研究大会、講座なども中止、延期せざるをえない状況になりました。

　編集会議も開けず、緊急事態宣言から仕事も滞ってしまいました。漸く原稿が揃ったところで、Zoomにより、会議を開くことができました。

　会員の皆様には、当たり前の日常が喪失し、不安と恐怖にさらされ生活もままならない毎日が続く中、会員の多くの皆様から「学会20周年記念誌」にご執筆いただき、有難うございました。特に会長の市川宏伸先生に、巻頭の挨拶、またご高齢にもかかわらず野村東助先生からは「ローナ・ウイング物語」の玉稿をいただき感謝申し上げます。各支部の支部長、支部事務局長の方々からの原稿、研究大会の研究大会会長の思い出、編集委員会委員長、資格認定委員会の副委員長報告など、会員の皆様からの温かい原稿に心打たれました。さらに、これからの時代をめざして、どのように変貌するのかのご示唆をいただいた方々にも感謝申し上げます。

　挿絵など紹介してくださった保護者、福祉・教育関係者の皆様に、厚く御礼申し上げます。また、最後になりましたが、編集委員の皆様には、企画・構成・校正などの仕事をしていただき、深く感謝申し上げます。

　コロナ禍後の新しい時代を迎えるに当たり、もう一度20年の学会の歴史を見直し、再生の道を力強く歩み続けて欲しいと願っております。

　ご協力いただいた皆様に敬意と感謝の念で一杯です。心からお礼申し上げます。

## 執筆者一覧 (50 音順)

| | |
|---|---|
| 五十嵐一枝 | 千田光久 |
| 石川恭子 | 柘植雅義 |
| 石川純子 | 寺山千代子 |
| 石坂　務 | 寺山洋一 |
| 板垣裕彦 | 東條吉邦 |
| 市川宏伸 | 砥柄敬三 |
| 伊藤健次 | 鳥居　孝 |
| 井上雅彦 | 中川隆子 |
| 岩藤百香 | 鍋島純子 |
| 梅原泰代 | 難波知子 |
| 大久保道子 | 仁平義明 |
| 大隈紘子 | 野村東助 |
| 大野寛美 | 計野浩一郎 |
| 小田桐早苗 | 長谷川安佐子 |
| 川﨑葉子 | 東　真盛 |
| 小林重雄 | 日詰正文 |
| 近藤裕彦 | 平谷美智夫 |
| 篠田晴男 | 前田宣子 |
| 関谷晴雄・昌子 | 松上利男 |
| 園山繁樹 | 松田裕見子 |
| 高橋洋子 | 松本幸広 |
| 髙原朗子 | 三上史哲 |
| 高村哲郎 | 宮崎　仁 |
| 武井祐子 | 宮﨑　眞 |
| 田中名帆 | 森戸雅子 |
| 田中裕一 | 山田登美子 |
| 谷　晋二 | 依田真知子 |

**新たな未来へ　日本自閉症スペクトラム学会 20 周年記念誌**

2021 年 3 月 20 日　　初版第 1 刷発行　　　　　　　　　　　〔検印省略〕
定価はカバーに表示してあります。

編者©日本自閉症スペクトラム学会／発行者　下田勝司　　　　印刷・製本／中央精版印刷

東京都文京区向丘 1-20-6　　郵便振替 00110-6-37828
〒 113-0023　TEL（03）3818-5521　FAX（03）3818-5514
Published by TOSHINDO PUBLISHING CO., LTD.
1-20-6, Mukougaoka, Bunkyo-ku, Tokyo, 113-0023, Japan
E-mail : tk203444@fsinet.or.jp http://www.toshindo-pub.com

発 行 所
株式会社 東信堂

ISBN978-4-7989-1700-9 C3047